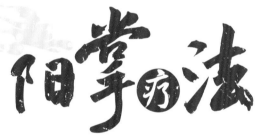

阳掌疗法

谭燊尧　张浣天　王进忠

主编◎

全国百佳图书出版单位

中国中医药出版社

·北京·

图书在版编目（CIP）数据

阳掌疗法 / 谭燊尧 , 张浣天 , 王进忠主编 . -- 北京：
中国中医药出版社 , 2024.3
ISBN 978-7-5132-8617-6

Ⅰ . ①阳… Ⅱ . ①谭… ②张… ③王… Ⅲ . ①手—按
摩疗法（中医）Ⅳ . ① R244.1

中国国家版本馆 CIP 数据核字 (2023) 第 251319 号

融合出版说明

本书为融合出版物，微信扫描右侧二维码，关注"悦医家中
医书院"微信公众号，即可访问相关数字化资源和服务。

中国中医药出版社出版

北京经济技术开发区科创十三街 31 号院二区 8 号楼

邮政编码　100176

传真　010-64405721

廊坊市祥丰印刷有限公司印刷

各地新华书店经销

开本 710×1000　1/16　印张 11.25　彩插 1.75　字数 194 千字

2024 年 3 月第 1 版　2024 年 3 月第 1 次印刷

书号　ISBN 978 – 7 – 5132 – 8617 – 6

定价　59.00 元

网址　www.cptcm.com

服 务 热 线　010-64405510

购 书 热 线　010-89535836

维 权 打 假　010-64405753

微信服务号　zgzyycbs

微商城网址　https://kdt.im/LIdUGr

官 方 微 博　http://e.weibo.com/cptcm

天猫旗舰店网址　https://zgzyycbs.tmall.com

如有印装质量问题请与本社出版部联系（010-64405510）

主编简介

　　谭燊尧（1946—　　），男，汉族；**张浣天**（1950—　　），女，汉族，自 20 世纪 70 年代系统挖掘与整理阳掌疗法至今逾半个世纪。

　　谭燊尧、张浣天均为广州人，1968 年下乡期间自学中医，1976 年回穗工作，1979 年起于广州市供销社下属单位任职厂医，1984 年借调到广东省气功治疗中心工作兼职担任《气功与科学》杂志社副社长兼责任副主编。1988 年到广东振兴中医基金会工作，直至 1994 年离开基金会独立行医授徒至今。

　　谭燊尧、张浣天行医过程中，将医学气功融入拍打、针刺、艾灸和推拿疗法，集五十年临证经验，形成独具特色的中医神气、脏腑整体观，治疗患者涵盖国内外，受到一致好评。

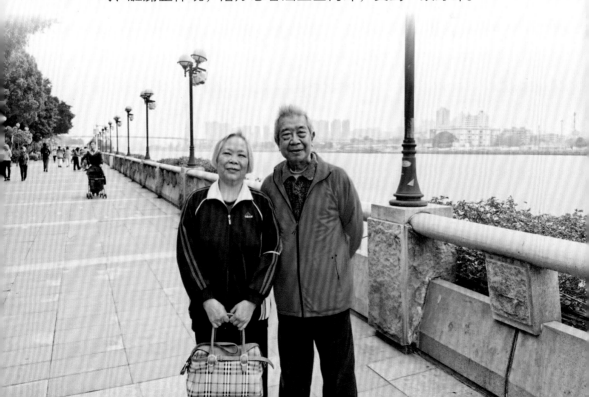

王进忠（1982—　），男，医学博士，副主任中医师，硕士研究生导师，广东省中医院谭燪尧、张浣天学术经验传承工作室负责人。中华中医药学会急诊危重症分会委员，世界中医药学会联合会古代名方研究专业委员会理事。

从事中西医结合内科临床及科研工作，开展经典中医名方及中医特色疗法的应用与研究，擅长以汤液、经脉、导引等方法，在中医本元理论指导下治疗头痛、中风、咳嗽、胃痛、腹泻、心绞痛等内科杂症及神经肌肉性痛症。

主持省部级课题多项，参与国家重点研发计划 2 项：主编专著 2 部，参编规划教材多部，发表论文 10 余篇。

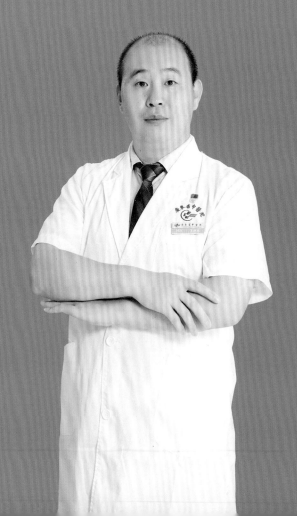

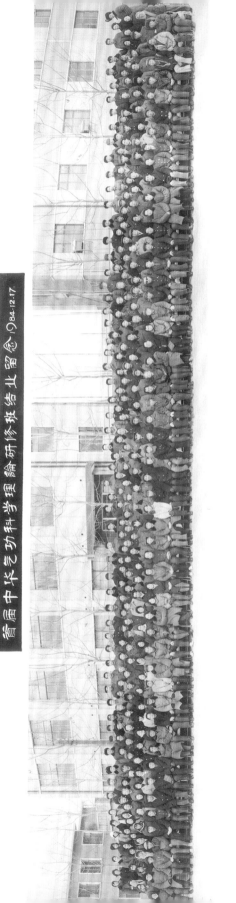

1984 年 12 月谭燦尧、张浣天老师参加首届中华气功科学理论研修班

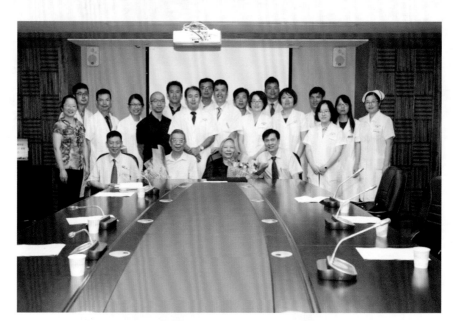

2015 年 5 月广东省中医院第一批弟子拜师合影

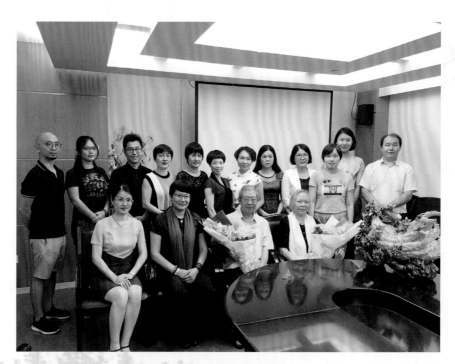

2018 年 6 月广东省中医院第二批弟子拜师合影

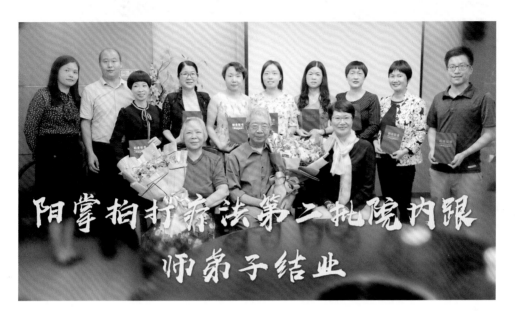

2019 年 10 月广东省中医院第二批弟子结业合影

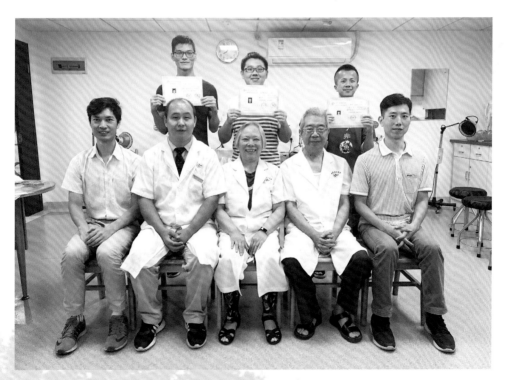

2019 年 10 月第四届"跟师名医"活动大学本科三位学员届满考核合格

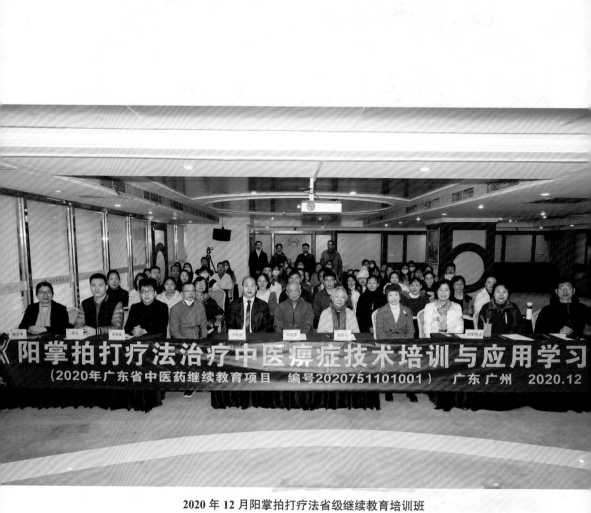

2020 年 12 月阳掌拍打疗法省级继续教育培训班

《阳掌疗法》编委会

主　编　谭燮尧　　张浣天　　王进忠

副主编　欧阳博文　吕　燃　　黄定超

　　　　　胡　鹏　　麦伟锋　　黄智斌

编　委（按姓氏笔画排序）

　　　　　马正兴　王　兰　王进忠　孔抒帆

　　　　　叶焕文　吕　燃　陈蕴琦　麦伟锋

　　　　　李　宝　李　艳　李雨燕　李瑞琳

　　　　　杨晓晓　杨雯荔　吴大嵘　邱圣红

　　　　　余可芮　张浣天　陈少华　陈静薇

　　　　　邵睿麟　欧阳博文　胡　鹏　黄凯锋

　　　　　黄定超　黄智斌　曾佳丽　谭恕思

　　　　　谭燮尧

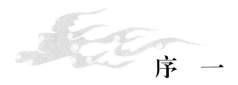

序 一

　　临床疗效是中医药传承发展的关键，师承教育是中医药人才培养的重要方式。为了培养优秀的中医药临床人才，"读经典，跟名师，做临床"是不可或缺的成才路径。这里的名师不仅是享誉国内的中医大家，还包括掌握一技之长、造福乡里的民间中医人。临床疗效确切的民间中医技术和方药是中医药的重要组成部分，承载着中医理论和思想，从一定程度上讲，民间医药是中医药传承发展的重要分支。当前，对民间传统医药的保护和挖掘是中医药传承发展的重要内容，且极具时代紧迫性。

　　自 2009 年起，广东省中医院每年都与中国中医药科技开发交流中心、中华中医药学会等组织合作，开展"杏林寻宝"活动，通过"寻宝—献宝—护宝—弘宝"四个过程，把各种民间医药的奇招、高招展示、整理出来，应用到临床上。迄今，通过 15 届的"杏林寻宝"活动，累计梳理全国中医药特色技术 523 项，实地走访 272 项，共有 148 项上台展示。医院通过跟师、进修、办培训班等方式引进 58 项特色疗法，其中组织跟师 49 项，培养院内继承人 330 余人次，为 21 名老师建立名医工作室并给予经费扶持，为 7 项特色疗法组建了中医特色疗法专业小组。至今，编写杏林寻宝相关专著 97 部，相关课题研究 200 项（其中省部级课题 54 项，厅局级课题 80 项），累计获得经费 3593 万元，发表相关论文 300 余篇。通过标准化、规范化的人才培养，一批特色疗法在广东省中医院生根发芽，2014 年谭燮尧、张浣天两位老师在第六届"杏林寻宝"活动中所展示的阳掌拍打疗法技术就是其中的优秀代表之一。

　　阳掌拍打疗法是中医导引外治法之一，2015 年和 2018 年谭燮尧、张浣天老师先后在广东省中医院两批带徒共 20 余人传授该技术。2018 年 2 月，广东

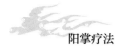

省中医院成立"谭燮尧、张浣天学术经验传承工作室"，系统整理与挖掘两位老师的经验。弟子们在学习过程中，又进一步整理了阳掌点穴通络灸法、阳掌指拍贯气针法和阳掌按摩疗法，与阳掌拍打疗法一起统称为"阳掌综合疗法"。近年来，通过临床、教学与科研，阳掌综合疗法已在广东省中医院扎根，临床医生应用此疗法诊治患者超过 5000 人次，并在肩周炎、克罗恩病的临床科研方面取得了一定成绩。

"传承精华，守正创新"是中医药发展的八字真诀。坚持中医理论为基础，并在临床上合理应用只是阳掌疗法传承的第一步，接下来采用中西医理论和现代科研方法阐释其临床疗效和作用机理，不断创新，使其发挥更大的作用，则任重道远。希望广大同仁在此方面继续勇攀高峰，再创佳绩！

此之为序。

广东省名中医 广东省中医院副院长　杨志敏

2023 年 12 月 20 日

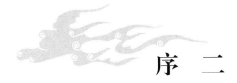

序　二

　　广东省中医院作为全国规模最大、年服务患者人数最多、综合实力最强的中医医院之一，在民间医药收集与整理、中医特色技术挖掘与传承方面也同样走在了前列，其连续15年举办的"杏林寻宝"活动已成为国内中医特色技术展示的品牌项目，享誉业内，受到同行的广泛关注和国家主管部门的高度认可。通过"杏林寻宝"，一大批几近失传的中医传统特色疗法得以重新走进殿堂，焕发生机，再现原汁原味的中医本元特色。

　　中医形形色色的疗法，根植于对生命和疾病的认知。《汉书·艺文志·方技略》中的医经序说："医经者，原人血脉、经络、骨髓，阴阳、表里，以起百病之本，死生之分，而用度针石汤火所施，调百药齐和之所宜。"阳掌拍打，从阳引阴，由表及里，所谓寻窟决冲，祛疾如响之应声，影之随形，其与刺、灸、药、熨，相得益彰。

　　阳掌拍打疗法受益于"杏林寻宝"活动而显于世，其原理包括医者练功施气和外在的拍打性物理作用，而拍打过程中除了将病变部位作为治疗点外，也会采用辨证取穴或循经治疗的方法，体现了传统导引医学和经脉医学的治疗特点。阳掌拍打疗法需要前期练功，这不仅有助于增强拍打的疗效，而且也适用于艾灸、针刺和按摩的治疗，这便是阳掌疗法的由来。

　　近年来，广东省中医院引入了阳掌疗法，通过师带徒的方式，让该疗法生根发芽，在临床和科研方面取得了一定成绩。基于老师的经验和弟子们多年学习的感悟，合力编写出了这部全面介绍阳掌疗法的著作。全书详细讲解了阳掌疗法的特点、练功方式及各疗法的操作方法，并辅以相应的医案和解析，深入浅出，对理解、掌握阳掌疗法无疑起到重要的作用。更难能可贵的是，该书还

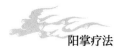

加入了阳掌练功和各个疗法的视频资料，使读者能够更为直观地学习和掌握。

　　阳掌疗法将传统导引医学以一种切实可行而又容易理解的方式重新带入大众视野，希望本书的出版能够为中医同仁和大众换一种角度来认识中医提供参考，相信也能够做到。王进忠贤契跟师学习，数年有余，今学有所成，与同门合撰《阳掌疗法》，刊行之际，嘱余作序，专此以表襄助之谊。

柳长华

成都中医药大学中国出土医学文献与文物研究院院长

中国中医科学院中国医史文献研究所原所长　　　　　柳长华

2023 年冬至于成都·中国出土医学文献与文物研究院

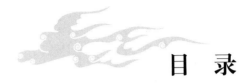

目 录

第一章 阳掌疗法概述

一、阳掌疗法含义

阳掌疗法是一套源于中医传统理论的中医外治特色疗法。所谓阳掌者，手之背为阳，施术者以手指背侧末端为工具对人体进行拍打治疗，即为"阳掌拍打疗法"，也就是狭义的阳掌疗法。而广义的阳掌疗法，除了阳掌拍打疗法外，还包括阳掌指拍贯气针法、阳掌按摩疗法、阳掌点穴通络灸法。这四种疗法均是基于道、法、术的共同之法，在同样的练功基础上，同时形成特有的针法、灸法和按摩法，即术的方式多样性，必要时可辅之以药物治疗，故又称为"阳掌综合疗法"。

阳掌疗法有系统的训练体系和完善的操作规范，以及严格的适应证和治疗禁忌。其道、法、术层次明晰，主要强调法的运用及练功的重要性。其中阳掌拍打疗法为徒手拍打，通过练功，可在实际操作中达到力与功的双重协同作用。此外，将练功产生的气、意与功用于针刺、艾灸、按摩而形成各自独特的治疗方法，每种方法均有其自身特点和适应病种，可以单独或同时应用。依据病情特点，各个阳掌疗法的主次作用可做调整，灵活运用，临床能治疗多种迁延难愈的神经、关节、肌肉性痛症及各科疑难杂症，并可用于各种术后患者或慢性疾病的康复治疗。

阳掌疗法强调医者先进行规范的基础练功，以增强力量、稳定操作姿势和对病灶深浅的感性认识。阳掌疗法包括拍打疗法、贯气针法、点穴通络灸法和按摩法等，都需要医者掌握"气"的运用与理解。

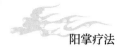

如阳掌拍打疗法，功力深厚者，治疗层次深，治疗力度大，治疗效果则好。练功可以保护医患双方，避免手掌疼痛或受伤。医者通过练功后，发力更能集中，以点代替面的拍打方式，结合了医者手上"气"的保护作用，患者因拍打获得的痛感会大大减轻，体验到舒适的感觉。

阳掌指拍贯气针法之所以命名为贯气，是因为其要求施针中医者以快速拍打针柄协助进针的手法，通过指下感觉，使针迅速达到病位所在的层次，然后通过提插或捻转，使患者瞬间获得针感，患者往往会感觉如有"气"循经而传导至远处，并且主诉不适的症状随着针感的传导而快速获得缓解。

阳掌点穴通络灸法是手法灸的一个分支，治疗时需要配合揉按手法，用揉按手法将艾条的热能以气御热传入施治部位更深的组织层次，从而达到热能渗透性强、维持时间长的治疗效果。

阳掌按摩法不同于传统按摩手法。首先需要医者心无旁骛，凝神定气，借助手下灵敏的感觉找到患者身上的结点，这些结点可以是患者感觉痛、麻、胀、肿的局部病变部位，也可以是医者感受到的不同于周围组织的疏松或硬胀的部位，然后医者通过指力、掌力等手法对结点进行放松。治疗过程中医者心中了了，自然而为，应意而发，手到气到，气到病势减。所有这些带"气"的动作都需要力量配合完成，但要达到更高水平则需要在练功上下功夫。我们常言道、法、术中的法，即为阳掌疗法之练功的过程，也是贯穿阳掌四大疗法的主轴内容。

阳掌疗法强调练功的重要性，练功可主练精气神，有气才好练神，有神才能入静，能静才会生"意"，气、意相合才会有功。阳掌疗法的特点是用统一的思维模式去认识和治疗疾病，同时也注重药物的配合使用。

除了练功和对"气"的运用与理解，医者的内心修养和态度也很重要。医者需要保持一颗平和、善良、慈悲的心，以患者为中心，尊重患者的感受和需求，注重与患者的沟通。医者的态度和言行举止也会影响患者的治疗效果和心理状态。因此，阳掌疗法强调医者的自我修养和心理素质的培养，让医者成为一名全面发展的医疗人员。

总之，阳掌疗法是一种综合性的中医疗法，强调医者的内功修养、技能和理论知识的结合，以及对患者的全面关注和治疗。它是中医疗法中的一颗璀璨明珠，有着良好的治疗效果，在现代医学中也得到了越来越多的认可和应用。

二、阳掌疗法的由来

阳掌疗法由谭燊尧、张浣天两位老师于 20 世纪 70 年代系统挖掘与整理。两位老师为广州本地人，儿时习武，青年时期自学中医，与当地民间中医名家及中医院校、科研机构专家学者交流，系统提升中医理论和临床技能。两位老师在 1968 年下乡期间开始运用中药、针灸为患者治疗疾病。1970 年得法于一位郑姓老师，此后在行医过程中，将医学气功融入拍打、针刺、艾灸和推拿疗法中，并逐步应用阳掌拍打行医。1976 年回穗工作，1979 年起于广州市供销社下属单位任职厂医，1984 年借调到广东省气功治疗中心。在医病的同时，他们开始传授功法，徒弟遍及天津、四川，以及广州和周边地区，曾在广州、顺德、肇庆、清远、惠州等地中医院开设气功门诊，疗效显著，受到当地医院及患者的一致好评。

1984 年，两位老师兼职担任《气功与科学》杂志社副社长、责任副主编，参加全国各地学术交流活动；1988 年到广东振兴中医基金会工作，1994 年离开基金会独立行医授徒至今。

两位老师 2014 年在中央电视台和广东省中医院主办的第六届"杏林寻宝"节目中登台演示阳掌拍打疗法，2015 年 5 月及 2018 年 5 月于广东省中医院带徒两批弟子传授该疗法；通过广州中医药大学第二临床医学院第四届、第五届"跟师名医"活动，采用"四位一体"教学方法带教 6 名大学本科学生，将理论、练功、跟诊和结业考核的教学过程规范化，形成规范的带教模式，并通过举办省级继续教育项目推广该疗法。

三、阳掌疗法技术溯源

自古以来，外治疗法在中医的发展和临床治疗过程中一直占据重要地位。

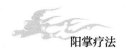

中医经典《黄帝内经》《难经》中记载了针、灸、砭石等各种外治疗法，其中《灵枢经》更是学习针灸的必读典籍。《史记》记载扁鹊救虢国太子的事例："扁鹊乃使弟子子阳厉针砥石，以取外三阳五会。有间，太子苏。乃使子豹为五分之熨，以八减之齐和煮之，以更熨两胁下……"其中就运用了针刺和药物烫熨的治疗方法。

自秦汉以下，中医发展波澜壮阔，各家学说顺应时代特征层出不穷。在这个过程中，一些中医外治疗法不能持续传承而淹没在时代浪潮中，而另一些疗法进行修正变更，流行至今，被称为"中医特色疗法"。将其称为特色疗法，并非代表这些治疗方式非常另类而惹人注目，而是因为这些疗法多半不被大众所熟知，不能广泛应用而已。实际上，这些特色疗法离不开中医的传统医学理论，才得以在中医传承发展的主干支流中找到一席之地。

因此，若要深入认识某种中医特色疗法，对中医的源流主体及中医特色疗法的分类归属进行深入认识则显得至关重要。

按照中医汤液、经脉、导引三大本元医学为阳掌疗法做一个归类，大致可以将其划归为导引医学的一种外在应用形式。若要全面认识阳掌疗法，必然离不开对其道、法、术的不同层级的理解。

任何一种中医特色疗法均具有不同的道、法、术的内涵形式，各种中医特色疗法背后隐含的道、法、术之内涵层次的深浅影响该疗法学术分支（流派）理论体系的完善，以及治疗方法与病种的外延。具体而言，道者，形而上，表现为对某种疗法长期应用得到的经验积累和体悟，通过总结，无形中升华到哲学层面的认识，最终形成一定的疾病观、生命观、人生观和价值观等。术是临床治疗的具体操作，如中药灌肠、拔罐、药枕、药物热敷、针刺、艾灸、刮痧、拍打等。法为枢纽，是中医特色疗法的关键所在，例如通过练功来调神调气以对外施治，而这种详细可行的功法锻炼过程便是法。学好基本功（桩功、内功、气力、气感），寻找特色疗法背后隐藏的治疗原理，灵活变通，可调整不同的治疗方法（术），针对相应病种进行治疗。因此，法的层面是某种中医特色疗法得以传承的关键所在，只有将法的训练系统化、整理好，才能将该疗法的基础打牢固，而后学者方能青出于蓝而胜于蓝，该疗法方能"守正"并得到持续传承。道、法、术中，唯有在法上下功夫，基于法，施于术，并升华到道的层面，医、道共进，乃为医之路。阳掌疗法的核心在于拥有一套特殊的练功方法，施术者需要在老师指引下进行专门的站桩训练后方能实施治疗。治疗适应证的广度、单次治疗时间的长短和疗效与施术者的功力有一定关系，因此该疗法道、法、术中之法的意义更为重要。法有序，则术可变，除了阳掌拍打之外，还有阳掌针刺、阳掌艾灸、阳掌按摩等不同的中医外治法，概括为阳掌综合疗法。

阳掌疗法的站桩练功训练属于导引医学的一种方式。导引外治方法往往不为大众所熟知，一方面需要刻苦训练方能操作，另一方面是现阶段大家对导引的认识较为片面，或者"谈气色变"。如此，便不得不对导引医学的发展进行系统梳理以便于同道理解。

四、阳掌疗法为中医导引医学之发展

导引，意为"导气令和，引体令柔"，通过气功锻炼来使"气"更平和，使"体"更柔软。导引在医学领域有着广泛的历史渊源与记录文献。据著名中医学者林中鹏教授的粗略统计，历代医家文献中的经、史、子、集所保存的导引文字资料不少于3000万字。

导引作为一种修身养性的方式，在各个历史阶段都有广泛的存在，并且发展出儒、释、道、武、医等不同的流派。儒家注重"正心"，佛家关注禅修以"明心见性"，道家修炼追求长生，武术强调通过练气来增强身体素质，而医学中的导引与临床实践密切相关。

导引在《黄帝内经》（以下简称《内经》）中有较为丰富的记载。其理论与应用基础包括精、气、神三个方面，哲学层面与生命科学层面结合紧密。《内经》强调气一元论，"天地合气，命之曰人"，阐述了宇宙间万物变化的规律。在生命科学层面，精是人体的物质本元，气是物质具有的功能，神以精和气为基础。"两精相搏谓之神"，说明导引具有补气之功。古代导引术的修炼方法包括练精化气、练气化神、练神还玄（虚）。关于导引的起源复杂，但与中华文

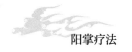

明相依共存，早期已有文献记载。隋代巢元方所著《诸病源候论》是最早也是最完整的中医病理学专著，共列出 213 种具体的养生方或导引法。导引在医学上的应用逐渐成熟，如北宋后期编纂的医学名著《圣济总录》，南宋、金、元时期各家医学著作也纷纷将导引列入治疗手段。明清以降，受封建礼教的约束，导引医学发展受到影响。到了清代更是遭遇剧烈反对，官方医学教科书中不再提及导引治病，甚至禁止针灸疗法。以后，随着国家半封建、半殖民地化和中西文化冲突，医学导引逐渐衰微，但在民间仍留有一线气息。

新中国成立后，国家对中医的提倡和保护，使得医学导引研究掀起了两大热潮。然而，由于各种原因，导引研究一度被迫中止，并最终陷入停滞状态。医学导引至今未成为中医高等院校或大部分民间学院教育的主要授课内容，而在养生保健领域以非主流医学的方式进行推广。我们很少见到让患者自行锻炼，以导引对患者进行治疗的方法。

然而，世界正在发展，随着中医文化的国际化推广，世界开始重新审视中医。2018 年 11 月 18 日，在意大利举行的世界中医药大会发布了《罗马宣言》。该宣言认为中医药起源于中国，是一门研究人体生命健康和疾病防治的医学，具有科学与文化的双重属性。宣言中将气功作为中医的主要内容之一给予了充分肯定，并将每年的 10 月 11 日定为"世界中医药日"。

几多寒暑往来，几多秋冬不再。蓦然回首，医学导引在各个历史阶段呈现不同的定位。在隋、宋和明代，医学导引被官方认定为主流医学。然而，在封建思想日益强盛之后，医学导引逐渐式微，甚至一度失传，被排除于主流医学之外，这使得它鲜为人知。近代和当代，医学导引的发展历程充满波折，存在着混乱局面，也曾被某些人利用，最终将其真正面目隐藏起来。然而，当我们静下心来思考，并意识到文化复兴和传承对于正确认识医学导引的重要性时，我们就不能忽视这种非实体、客观存在的作用。尽管现代科学技术无法完全揭示其内涵，但我们不能盲目地拒绝它的存在，就像经络一样，等待用更高级的科学方法去认知和理解。

客观来讲，当前导引医学面临的困境不单单在于大众的不理解和教育的缺乏，更重要的是人才培养的断层。时光荏苒，末次导引研究高潮已过 30 载，

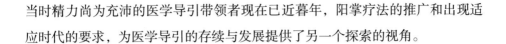

当时精力尚为充沛的医学导引带领者现在已近暮年，阳掌疗法的推广和出现适应时代的要求，为医学导引的存续与发展提供了另一个探索的视角。

五、阳掌疗法的当代传承与推广

阳掌疗法以其安全有效的站桩训练和浅显易懂的操作方式，将医学气功重新引入临床。它从不同角度诠释中医治疗疾病的路径和方法，为当前中医外治法提供了有效补充。此外，阳掌疗法还继承了延续千年之久的导引之术，在当今急需注重健康的社会环境下变得更加重要。通过用一种新的表达方式传承民族文化瑰宝，阳掌疗法为中医特色疗法开辟了新篇章。为了让广大群众更全面地了解这种疗法，广州电视台《健康100FUN》节目于2017年6月、2018年1月和2018年6月对该疗法进行了报道。

2018年2月，广东省中医院成立了谭燊尧、张浣天名医学术经验传承工作室。2019年1月，工作室邀请南台科技大学李顺来教授来院进行学术交流，主题为《浅论量子力学与中医及气功》。在这次交流中，李顺来教授从弦谱物理角度探讨了中医、医学气功与阳掌拍打疗法，并拓宽了学员的知识面，为现代科学研究该疗法提供了借鉴。

李顺来教授通过频谱分析对于阳掌拍打疗法的认识提出了力、气、意、功的不同。阳掌拍打的力，倾向于物理性操作。通过练功培养的气，具有内气与外气之分。所谓练精化气，总体为精、气、神三者的统一。意指的并非只是意念，而且包括长期练功和实际熟练操作过程中心无旁骛，得以入静而自然体悟到的感觉和升发的不自觉的指示；功则是气和意的组合，需要通过长期训练才能提升功的作用。阳掌拍打疗法实际操作过程中不会借助蛮力，力发于腰，借手施展，功则是潜在的治疗作用。若功不足，就需要增加力的输出，但容易造成暴力，损伤患者或自己。因此，练功非常重要，可以保护医患双方，使得拍打过程中不会产生不可忍受的疼痛。同时，如果练功得当，功的效果将更明显，省力很多。因此，在阳掌拍打过程中，我们特别强调练功的重要性及道、法、术之法的熟练掌握。

近年来，在开展阳掌疗法的临床、教学和科研工作的同时，我们举办和参加了各级别的继续教育项目，并获得了院内外多项奖项。2022年2月，阳掌疗法入选广东省活态传统知识保护名录。在现代研究方面，我们将阳掌功法应用于克罗恩病患者的治疗中，发现与非练功人员相比，练功患者的生活质量得以提高并能改善体内免疫指标。

阳掌疗法是医学导引外治法之一。总体而言，阳掌疗法将导引重新引入临床，并成为中医三大本元医学中导引医学的一部分，背后蕴含着丰富的中华文化内涵。从这个角度入手，有助于提升对传统中医的全面认识，也对现代中医教育产生了一定的启示作用。

第二章　阳掌疗法内涵介绍

一、阳掌疗法特点

中医外治疗法自古有之,《素问·阴阳应象大论》中云:"故邪风之至,疾如风雨。故善治者治皮毛,其次治肌肤,其次治筋脉,其次治六腑,其次治五脏。治五脏者,半死半生也。"疾病初起,当先治表,而治表之法,莫不以针、灸、砭石等为首选,并根据具体病症选用不同的外治方法。阳掌综合疗法包括四大类外治法,即阳掌拍打疗法、点穴通络灸法、指拍贯气针法、阳掌按摩疗法,分别对应叩击类的拍打手法,以及配合手法的灸法、针法及按摩法。四种疗法虽然治疗形式不一,但都对医者运用"气"的能力及水平有一定的要求,医者在施治前需要经过一定的功法锻炼。四种疗法既可独立操作,也可合并应用。例如治疗肩周炎,通常可单独应用阳掌拍打疗法,但当患者体质偏弱,精气不足时,则往往加用阳掌点穴通络灸法以巩固疗效,以提升正气,促进康复。而针对外治法所不及之处,或为进一步巩固外治法疗效,也可以配合药物疗法。

阳掌疗法的特点是通过基础练功来加强对"气"的感觉、调整和应用。气是非实体性的客观存在,如同经络,虽未全知,却可以通过实证来认识。著名中医文献专家柳长华教授根据现代考古发现及古籍记载,将中医本元医学概括为汤液医学、经脉医学和导引医学。阳掌疗法兼有经脉医学和导引医学的特征,而更倾向于导引医学。在实际应用过程中,阳掌疗法具有以下几个特点。

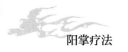
（一）强调动态的中医整体观

阳掌疗法遵循"有诸内者必形诸外"的原则，立足于局部，纵观全局，将人体作为一个整体去认识。在诊断上，除了仔细询问常规症状、观察舌脉外，尤其注重通过望诊、触诊查看患者皮肤、肌肉、筋骨等外在的形态变化来判断其内在经络脏腑气机的情况。在治疗上，着眼于局部，又时时兼顾整体，强调根据治疗后患者的反馈与病情变化适时地调整治疗方案，以维持机体的动态平衡。

（二）应机守变的治疗观

变，指治疗方法随患者病情的变化而改变，即医者根据患者的具体病情，选择最合适的治疗方法。守，则是在充分把握病情变化、制定好治疗方案的基础上，即便病情尚未出现变化，也能守其方，候其势。就比如打水井，当我们经过综合判断，确认此地能出水时，即便眼下还没有看见水，但是我们仍然会坚守继续打井，直到出水。应机守变的治疗观能帮助我们在临床上有效应对一些需要坚持较长时间治疗的疑难病，正所谓"守得云开见月明"。

（三）鲜明的分层定位观

鲜明的分层定位观即强调医者通过对患者的查体，辨出病变在皮肤、络脉、分肉、经筋、肌肉、经脉、筋骨等不同的层次，然后选择相应的治疗方法。阳掌综合疗法中的每个具体疗法，各具特点，各有其最佳适应病症。因此，临床上就可根据不同层次、不同程度的病变，选择相应的治疗方法。比如病在肌肉腠理且范围较广，可以选择阳掌拍打疗法；病在关节内很深的一点，可以选择阳掌针法；病在脏腑，则选择汤药；如果病在脏腑，病情复杂，病变既深且广，则采取内服汤药与其他外治疗法同用的综合治疗方法。此即古人所谓："疾在腠理，汤熨之所及也；在肌肤，针石之所及也；在肠胃，火齐之所及也。"

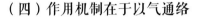

（四）作用机制在于以气通络

叶天士在《临证指南医案》中认为"初病湿热在经，久则瘀热入血"及"其初在经在气，其久在络在血"，说明疾病随着病程进展，病位会由浅入深，由经到络，湿、热、瘀等邪气瘀滞络脉，病情也由轻到重。而络脉微细，非精微如"气"者难入其中清除瘀滞、疏通道路。阳掌疗法恰恰注重气的锻炼和运用，以气通络是其主要作用机制。临床上，阳掌拍打疗法常用于治疗久病，经阳掌拍打治疗后，患病局部往往会出现瘀、湿、热等病理产物，随即患者症状得以缓解，并可维持较长时间，甚至完全消失，取得比较满意的效果。这从一个侧面说明，阳掌拍打治疗可以令络脉中瘀滞之邪直接透出皮肤，使络脉通畅而愈病。

（五）强调医患结合

阳掌疗法在临床应用时，不仅针对患者身体的疾病，也关注患者的整体状态和心理变化，了解、掌握患者的家庭状态、性格特点、生活环境等外在影响，同时会指导患者练习适合的功法。医者在学习并掌握阳掌疗法前，需要在老师的指导下进行一段时间的阳掌功法训练，这不仅能提高医者辨治疾病的能力，还能强身健体，达到医者气能至、患者气能调的互相促进的双赢效果。在临床施治过程中，医者可以根据患者的特点，指导其练习一些合适的功法，从而减少病情反复，稳固疗效。可以说，阳掌疗法是一种强调医者内修，协助患者自修的中医治疗方法。

（六）功法锻炼为基础

阳掌疗法包括阳掌拍打疗法、阳掌点穴通络灸法、阳掌指拍贯气针法、阳掌按摩疗法等四种外治法，分别对应叩击类的拍打疗法，以及配合手法的灸法、针法、按摩法。虽然四种方法形式不同，但对医者运用"气"的能力及水平都有一定的要求，均需在施治前经过一段时间的功法锻炼。因此，医者在治疗前，通过功法锻炼，学会寻找体表的病变反应点是进行有效治疗的第一步，

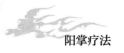

一般反应点多表现为痛、麻、结、胀等感觉。阳掌疗法在施治过程中，消除病变反应点相当于调形，同时配合药物或单独运用手法来调气，通过调形、调气进而起到调神的作用。

不同于其他针刺、灸法、拍打类手法及按摩方法，医者在临床上使用阳掌疗法前需进行一段时间的阳掌功法锻炼。练习时间越久，基础越扎实，在治疗中越容易发挥出稳定的治疗作用。特别是对某些治疗困难部位如肩胛骨内侧面、骶骨等部位，或某些内科疑难疾病如自身免疫性疾病等，练功基础扎实的医者更容易达到理想的治疗效果。医者的功力深厚程度会影响治疗层次的深浅。

二、阳掌功法特点

阳掌功法分为基础功法和进阶功法。基础功法就是基础站桩功，进阶功法包括弓步松肩功、运圆增气功、玄龙摇头功、清灵华盖功、和合一气功。一般而言，医者通过一定时间的基础功法及进阶功法练习，就能在临床应用阳掌疗法治病，也能指导患者进行锻炼，达到医患结合的目的。阳掌功法有以下几个特点。

（一）基础功法不强调意守

这是与道家、佛家、儒家等内练功法最大的不同之处。阳掌基础功法在练习过程中，可以说话、聊天、看电视等，而且可以随时随地开展练习。阳掌功法强调的要点是"自然"。何为自然？就是不刻意追求，而是听随练习者内心的需要，让练习者根据自己的感觉与能力来决定练功的时间长短、强度大小等，只要能保持一定的动作质量就行，并不要求其苦练。阳掌疗法练功更没有所谓的通关、晋级的概念，它是一种没有练习压力的功法。虽然我们将弓步松肩功、运圆增气功、玄龙摇头功、清灵华盖功、和合一气功等5个功法称为进阶功法，但进阶功法并不是晋级功法，不是只有基础功法练到了一定法力或级别后才能练习的功法，基础站桩功与进阶功法之间只是学习顺序的先后不同，而不是通关、晋级的关系。医者在自修与指导患者修炼时，基础功法与进阶功法是相互补充的，可以根据实际需要相互切换练习。其中基础站桩功是基础，是学习阳掌疗法必须掌握的关键功法。掌握了基础功法后，可在 5 个进阶功法中按照自己的身体状态、喜好、需求选择一种或多种功法分次或同时进行练习。与传统气功修炼不同，阳掌功法的仪式感及程序感比较少，更关注练习者自身身体的感觉与变化，量力而练，动作是围绕能开展医学治疗或促进患者康复而设计的。

（二）练功具有临床治疗与保健的作用

阳掌功法所有的动作都是围绕有利于开展临床治疗与保健而设计的。例如基础站桩功，练习者通过多次反复练习，让手的环抱形态成为一种下意识的动作，将有利于在治疗过程中发挥稳定而力量集中的作用。运圆增气功，能锻炼我们的肩关节，增加肩关节的灵活性，还能稳定髋关节，增强下肢的力量，不仅对医者身体有促进作用，也有利于在实施阳掌拍打时做到合理发力，避免自我损伤，并加强疗效，缩短治疗时间。因此，阳掌功法不仅有益于医者本人的健康保健，还能提高医者施治时所需要的能力。

（三）适合医患同练

阳掌功法与传统气功不同，传统气功以自身修炼为主，一旦指导他人，则易形成师徒传承关系，甚至有流派门户之分。而阳掌功法是为了达到医学目的而练习的，患者练习是为了巩固治疗效果。因此，尽管医患同练，二者之间仍维持着医患关系。医者根据患者的能力及身体状况，指导其循序渐进地进行锻炼，在集中练习的过程中，医者可以通过拍打患者经络、调整站桩姿态，以改善患者因疾病而引起的形态上的异常。比如颈椎病患者多伴有工作、生活时姿势不正确，我们可以指导患者练习基础站桩功以锻炼患者髋部及下肢的能力，再指导患者练习和合一气功，通过抬头、俯身、弯腰、起立、挺立等动作，恢复脊柱的生理活动性，通过放松背部肌群，增加椎体稳定性，让经过治疗的肌肉得到持续的放松复位，从而提高治疗的总体效果。阳掌功法是一种强调医者内修施治、患者自养的医患配合、医养结合的功法。

第三章　阳掌功法

一、阳掌功法作用

1. 从形上讲，阳掌功法可以放松肌肉筋骨，协调身体各部位的运动，建立起"力根于脚，主宰于腰，传于肩背，形于手指"的通道。

2. 从气上讲，阳掌功法可以调畅全身气机，让气在体内有序化自然流转，从而有助于培养正气。

3. 从治疗角度讲，经过一段时间的功法锻炼后，气力可以较好地结合在一起，顺畅地运行于"脚到手指"的通道内，这时运用阳掌综合疗法治病才是有根之木、有源之水，才能持久且高效。

二、阳掌功法种类

阳掌功法，包括基础站桩功、弓步松肩功、运圆增气功、玄龙摇头功、清灵华盖功及和合一气功。前三者要求睁眼练习，后三者要求闭眼练习，体现出一个缓慢的动中求静过程。6种功法包含多个动作，不仅能锻炼整个脊柱，还能锻炼肩关节、肘关节、腕关节、髋关节、膝关节、踝关节等大关节，各功法间彼此互补。通过锻炼，可放松筋骨、肌肉，增加各个关节的灵活性，通过调形进而调气，让人体的气机一气周流，运行通畅，不管是医者还是患者，练习后均可强身健体。

（一）基础站桩功

1.预备式：自然站立，立身中正，目视前方，腰胯放松，双手自然下垂在身体两侧，两脚分开大约与肩同宽，脚尖指向正前方。全身放松，保持安静。

2.起式：两臂前举，掌心向下，举至与肩同高则沉腰坐胯微屈膝，同时带动双臂自然屈肘下按掌，按至小腹位置则双掌微微斜对。

3.动作：维持起式姿势进行站桩，站桩的时间根据练习者的体力及状态来决定。

4.收式：身体缓缓站直，双手慢慢下按，恢复至预备式。双臂同时从身体两侧缓缓上抬，边抬边旋臂，双臂与地面平行时刚好掌心朝天，继续上抬双臂在额头上方合拢成指尖相对、掌心向地，缓缓下压双掌恢复至预备式；再重复以上动作，一共3遍，在第3遍时，双掌下压至中焦则双掌穿向身后，转一小圈使双臂尺侧贴胁肋向前穿出，双臂伸直，掌心朝天，握拳3遍，双臂自然下垂而，收功。

5.要点：站桩过程睁开双眼，自然呼吸，不必意守，可正常谈话、看电视、听音乐等。初学站桩，时长因人而异，站桩过程可以微微调整身体姿势，总以放松舒适为度。

此是阳掌疗法的基础功法，练好此功法可以使医者在以后实施阳掌拍打疗法时保持正确的姿势和增强劲力。练习此法，关键之处在于站桩过程中老师的带气引导，可以让学者快速产生气感，进入练功状态，提高练习效率。扫二维码1观看功法视频。

二维码1
基础站桩功

（二）弓步松肩功

1.预备式：双脚并拢，自然站立，立身中正，目视前方，腰胯放松，双手自然下垂在身体两侧。全身放松，保持安静。

2.起式：右脚以脚跟为轴外撇45°，身体重心落在右脚，左脚向前跨出一步，形成"前腿弓，后腿蹬"的姿势，沉腰坐胯形成左弓步。

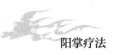

3. 动作：全身放松，以腰胯轻微转动带动双臂做一上一下摆动，摆动时双臂自然伸直，不绷紧也不松懈，双手握空拳。腰胯带动双臂摆动要协调有节奏。练完左弓步后，可以换成右弓步，动作要领同前。

4. 收式：练完随时停下来就可以收功了。

5. 要点：左弓步要求左腿前弓，右腿自然后蹬，左脚尖稍内扣，与右脚跟横向距离为数厘米。弓步的高低因人而异，动作要放松协调，手臂上摆时要稍有前伸肩部的意思以达到好的松肩效果，动作的速度和幅度以练功者舒适为度。扫二维码2观看功法视频。

二维码2
弓步松肩功

（三）运圆增气功

1. 预备式：自然站立，立身中正，目视前方，腰胯放松，双手自然下垂在身体两侧，两脚分开约与肩同宽，脚尖指向正前方。全身放松，保持安静。

2. 起式：微微沉腰坐胯屈膝，站稳身形，目视前方，两臂一上一下掌心相对在身体前方抱一立圆。

3. 动作：腰胯带动双臂在身前做抱球上下翻滚运动，双臂运动上限大约在额头位置，下限大约在关元穴位置。注意：双臂保持相对协调的运动，即一臂向上运动则另一臂向下运动，当一手手掌运动到上面时，则另一手手掌必定运动到下面，且两手掌心上下相对。

4. 收式：练完随时停下来就可以收功了。

5. 要点：本功法是在基础站桩功有一定基础后才开始练习的，这样上身才不容易出现摇摆。抱球翻滚从低速开始，练习者感觉动作做顺利后可逐渐加快速度。练习时要避免用力过度或突发用力而导致关节损伤。动作要放松协调，动作的速度和幅度以练功者舒适为度。扫二维码3观看功法视频。

二维码3
运圆增气功

（四）玄龙摇头功

1. 预备式：自然站立，立身中正，目视前方，腰胯放松，双手自然下垂在身体两侧，两脚分开约与肩同宽，脚尖指向正前方。全身放松，保持安静。

2. 起式：缓缓闭上双眼，同时双手从身体约45°方向边旋转边上抬，边抬边屈肘，边屈肘边屈中指外的其余四指，抬至双耳前，分别用双手中指塞住双耳。

3. 动作：全身松一松，在放松前提下尽量低头，然后抬头，再归到中立位；腰胯左转，在双脚掌贴地的前提下尽量左转，转定后尽量低头，然后抬头，回归中立位；腰胯右转，在双脚掌贴地的前提下尽量右转，转定后尽量低头，然后抬头，回归中立位；身体转正，回归到起式完成式。再重复前述动作，3遍为一组。

4. 收式：完成一组或多组动作后，保持起式完成式的姿势，全身松一松，双手中指突然从双耳中拔出，然后双手慢慢放松下垂至身体双侧，恢复到预备式就可以收功了。

5. 要点：该功法要求闭眼练习，动中求静，安神调气。动作中的双手中指塞住双耳，意在使厥阴心包经和肾窍相接，有助于心肾相交。动作要放松缓慢，具体动作速度和幅度以练功者舒适为度。扫二维码4观看功法视频。

二维码4
玄龙摇头功

（五）清灵华盖功

1. 预备式：自然站立，立身中正，腰胯放松，双手自然下垂在身体两侧，两脚分开与肩同宽，脚尖指向正前方。闭目，全身放松，保持安静。

2. 动作

（1）第一式：双臂同时从身体两侧缓缓上抬，边抬边旋臂，双臂与地面平行时刚好掌心朝天；继续上抬双臂在额头上方合拢成指尖相对掌心向地，缓缓下压双掌恢复至预备式。重复以上动作，3遍为一小组，10遍为一大组。

（2）第二式：恢复至预备式。双手缓缓移动，指尖相对，掌心向上如捧一球于小腹前，沿着任脉向上移至膻中穴附近，旋臂翻掌，掌心向下，指尖相对，缓缓下压双掌恢复至预备式。重复以上动作，3遍为一小组，10遍为一大组。

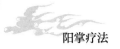

（3）第三式：恢复至预备式。两臂前举，掌心向下，举至与肩同高则弯腰，弯腰的同时双臂向下再向后上方抬；在放松的情况下，弯腰后抬臂到活动极限位置。然后慢慢直腰，同时双臂边旋转边划弧运行到身前；完全直腰时双手掌交叠贴于小腹上。慢慢放下双手恢复至预备式。重复以上动作，3遍为一小组，10遍为一大组。

（4）第四式：恢复至预备式。双手掌交叠贴于小腹上，沉腰坐胯站桩。

（5）第五式：恢复至预备式。双手移至后腰部，双掌背分别自然贴放于双肾俞穴附近，沉腰坐胯站桩。

3.收式：双手自然下垂，恢复至预备式再睁眼。

4.要点：该功法要求闭眼练习，动中求静，安神调气。"肺为华盖"，本功法通过以形导气，可以增强心肺功能，调节肺气，畅通上中下三焦的气机，且可固本培元。动作要放松缓慢，具体动作速度和幅度以练功者舒适为度。扫二维码5观看功法视频。

二维码5
清灵华盖功

（六）和合一气功

1.预备式：自然站立，立身中正，目视前方，腰胯放松，双手自然下垂在身体两侧，两脚分开约与肩同宽，脚尖指向正前方。全身放松，保持安静。

2.动作

（1）第一式：缓缓闭眼，双手缓缓移动，指尖相对，掌心向上如捧一球于小腹前，沿着任脉向上移至颈部，绕颈转掌，双掌心斜对项部，沿项上头，指尖相对，掌心朝上，举手托天。

（2）第二式：双手于头顶合十，缓缓下降至额；再沉腰坐胯屈膝弯腰，双手下降至胸部时则手指慢慢转向下分开，掌心对着足三阴经；沿着大腿内侧，随弯腰缓缓下探至足内踝；沿着足缘转至掌心正对足外踝，慢慢站直身体，带动双掌沿足三阳经运动到后腰部；双掌心贴在肾俞穴附近停留片刻，然后沿带脉转至小腹，交叠于小腹停留片刻。

3.收式：双手缓缓放下，恢复到预备式。

4.重复以上动作，3遍为一组。

5.要点：该功法活动范围较大，全身各大关节和多数经脉基本都锻炼到了。要求闭眼练习，动作缓慢连贯，一气呵成，没有断续。练习效佳者，可以感觉全身气机随动作绵绵不绝地在流转。扫二维码6观看功法视频。

二维码6
和合一气功

第四章　阳掌拍打疗法

一、疗法概要

阳掌拍打疗法是用手掌背面的第 2～5 指末节对患处阿是穴部位或辨证选穴进行拍打，将局部皮下组织、肌肉、筋膜或关节等处的风、寒、湿、火、瘀等驱逐至表皮，以达到补气行气、排瘀祛邪之功效。该疗法具有专门的训练体系，遵循严格的操作规程，基于中医理论制定完整的治疗方案，临床用于治疗多种神经、关节、肌肉等顽固性疼痛性疾病，如冻结肩、颈椎病、腰椎间盘突出症、慢性膝关节炎、肋软骨炎、腱鞘炎、带状疱疹后遗性疼痛、多发性肌炎等。此外，该疗法结合艾灸、针刺或中药还可用于各种术后康复、慢性病调养，以及治疗各科疑难杂症。

阳掌拍打疗法属于中医外治法中的拍打类手法，《中医大辞典》第二版中将其定义为"一种推拿手法，以虚掌或手指，平稳而有节律地拍打体表一定部位，具有促进气血运行，消除肌肉疲劳，解痉止痛之功效"。

徒手拍打用于自身保健自古有之，在《备急千金要方·养性·按摩法》中有天竺国按摩 18 式，其中有以拳拍打背部的动作内容，主要用于养生保健。后世沿用拍打疗法大体分为两种。

一种是通过自己拍打自己，刺激某些经络或穴位，起到保健或协同治疗作用，如经络养生八段功就有拍打大椎功、捶打胸背功、叩打双臂功、揉打下肢功等拍打手法；此方法还见于协同疾病治疗的拍打手法，如在心痹病的保守治疗中，除了口服中药，也可以在病程的第 2 周开始辅以拍打八虚（双侧腋窝、肘窝、髀胯窝/腹股沟部和腘窝）。上海市浦东新区浦南医院的医护团队，通过指导中风患者拍打一些特定穴位，在 90 天的治疗中，接受拍打治疗的患者其日常生活活动能力及神经功能的恢复比不接受拍打治疗的患者要更好更快。这些拍打疗法无一例外都是患者自己执行的，不强调拍打出痧瘀等病理产物，以养生保健为主要目的，不涉及医学治疗，所以这些拍打手法没有严格的治疗适应证、禁忌证及治疗量的要求。

另一种是医者拍打患者，例如医者拍打心包经治疗脑卒中后睡眠障碍、拍打手三阳经和足阳明胃经治疗混合痔疮术后便秘、拍打手三阳经和手三阴经治疗冻结肩、拍打肺经治疗慢性阻塞性肺疾病、拍打手足阳明经治疗中风半身不遂。医者还可通过拍打特定部位，如躯干前后八卦分区治疗胆囊结石、按解剖位置拍打腹部治疗老年便秘。葛凤麟老先生总结的葛氏捏筋拍打法，除了拍打，还糅合了多种按摩手法，如拿揉、点揉，通过按摩手法将皮下肌肉筋脉的结节点揉松，再进行拍打，放松肌肉。诸如此类的拍打手法，不管是循经还是循穴拍打，均较少明确治疗强度或痧瘀出到什么程度为合适，也没有明确要求施治者在治疗前需要进行规范的练功锻炼，这与阳掌拍打疗法存在一定区别。

阳掌拍打疗法之所以被称为"阳掌"：一方面是因为该疗法使用医者手掌背面的手指进行拍打，手背属于阳面，故得名；另一方面，阳掌疗法的所有治疗都强调医者对气的运用，而气属阳，因此称之为"阳掌"。我们所说的"气感"，指的是医者通过手部将力量传导给患者，解除患者病理结点以达到治疗目的的过程。

二、操作方法

1. 施治部位

（1）阿是穴：结合中医理论，选用阿是穴部位进行拍打，多用于急慢性肌肉关节疼痛，如肩周炎、网球肘、骨关节炎、腰腿痛、肌肉劳损等。

（2）患处周围：选择病变部位周围区域进行拍打，如带状疱疹出疹期间、痛风性关节炎发作患者，需要在病变部位周围拍打，使邪有出路。

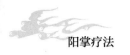

（3）辨证、循经选点：根据中医辨证论治和经络理论选取适当部位进行拍打，多用于复杂顽固性运动系统疾病及各科疑难杂症。通过四诊合参，辨证对循行经络或对应穴位进行拍打治疗，加强经络腧穴的治疗作用。

以上3种方法，可根据病情灵活联合应用。

2. 施术体位

施术者根据具体施治部位选择合适的体位，或站位，或坐位，或蹲位，总以能轻松、顺畅地完成治疗为前提。

3. 施治方法

施术者沉肩、屈肘，保持上肢放松，以手掌背面第2～5指末节为接触点进行拍打。

4. 施治效果

在阳掌拍打疗法施治过程中，医者可以通过观察拍打后的皮肤变化来判断治疗量是否足够。当局部皮肤呈现触诊粗糙、毛孔增粗、肤温升高（彩图4-1）时，多可视为治疗量合适，治疗层次到位。同时，临床还可以根据皮肤变化来辨别病变部位的病理特征，作为中医望诊的一种延伸，给临床用药提供一些参考。一般而言，拍打后可见以下几种皮肤改变：①瘀邪多表现为局部皮肤凸起，色黑，瘀暗（彩图4-2）。②火邪则表现为局部皮肤鲜红或深红的瘀点，但没有黑色瘀点或毛孔粗大表现的局部肿块（彩图4-3）。③风邪表现为皮肤出现漫肿的局部隆起，多为浅红色，或肤色不变（彩图4-4）。④湿邪表现为局部皮肤凸起，毛孔粗大呈硬皮样，俗称"猪皮样皮肤"（彩图4-5）。⑤如果皮肤出现局部隆起，皮肤微白，则为寒邪（彩图4-6），寒邪多与其他邪气相兼，如寒湿、寒瘀等。上述为阳掌拍打后局部皮肤的典型表现，实际临床中往往因多种邪气相合而为病，而局部皮肤变化呈现多样化；即便同一位患者，不同部位拍打出的病邪性质也不尽相同。如彩图4-7所示，出现青紫色的瘀瘀，则寒瘀共病。⑥如果毛孔粗大，颜色青紫暗，则为寒湿瘀并重（彩图4-8）。有时同一个患者，在不同的部位可以呈现不同的皮肤改变，如彩图4-9所示，患者双侧背部经过拍打后，左侧表现为风邪，而右侧表现则为湿瘀。

我们临床还发现，某些顽固性疾病，其拍打后的皮肤变化并非单一呈现，如一些顽固的带状疱疹后遗神经痛患者，即使是拍打相同的部位，每次拍打的皮肤改变都可能不一样，这提示带状疱疹后遗神经痛可能是多种性质的病邪致病，而这也可能就是此病证难治的一个原因。通过观察皮肤改变获得诊断信息后，如果医者觉得治疗量或治疗深度不够，可以协同中药、针法等其他方法以加强后续治疗。一般而言，只要保证治疗方向一致，其总体治疗效果会得到提升。这种内外配合的治疗思路也是阳掌综合疗法的特点之一。扫二维码7、二维码8看阳掌拍打疗法视频。

二维码7　阳掌拍打疗法（颈部）　　二维码8　阳掌拍打疗法（左侧髋部）

三、注意事项

1. 禁忌证

（1）患者过于饥饿、劳累，或者餐后过度饱胀。

（2）严重心脏疾病，或糖尿病合并严重并发症患者。

（3）对疼痛特别敏感，或身体极度虚弱者。

（4）凝血功能异常，或其他疾病导致有出血倾向者。

2. 操作注意

（1）拍出瘀肿后，很多患者会觉得劳累、想睡觉，类似运动后或大量体力劳动后的感觉，这是正常反应，休息后会自行改善。

（2）瘀肿未消退之前禁忌饮酒，禁食辛辣、酸味食品，否则易引起拍打部位疼痛，影响瘀肿消散。

（3）拍打时，患者局部会产生疼痛，其痛感应在患者可忍受范围内。一般而言，在拍打过程中病邪产物将要透出皮肤时痛感最强，而局部皮肤出现变化后则痛感明显减轻；拍打停止后，疼痛也会随之减轻而至消失。如果患者觉得疼痛难忍时，应停止拍打，不要劝患者忍痛。

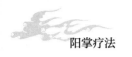

（4）每次拍打不要过量，一般一次最多拍打3个部位，如果是第一次治疗，则控制在1～2个部位，且范围不宜太大。每次治疗后，患者都要保证充足的休息。部分患者因拍打过量或对疼痛刺激过于敏感，而出现头晕、冷汗等类似晕针表现时，应立即停止拍打，嘱其休息。必要时，按晕针处理，给予卧床、吸氧等。

（5）拍打后，当局部皮肤出现瘀肿时，应让其自然消散，不需要另外处理，如按摩、涂散瘀油等，也不宜用布或毛巾擦拭，否则会影响疗效。少数患者治疗后感觉肿痛剧烈时，可以用湿毛巾热敷。

（6）注意拍打部位保暖，不可受风或暴露于寒冷环境。治疗1个小时后，可以正常洗澡，最好用温水或热水。

（7）拍打之后，局部皮肤瘀肿消散的过程是治疗的延续，局部的疼痛除了在拍打完之后会减轻外，在瘀肿消散的过程中也会逐渐减轻而至消失。

（8）对于皮肤病患者，若有新发皮疹或局部有皮损，则不能直接拍打患处，要在患处周围进行拍打。

（9）施术者过于劳累或饥饿，或者自身处于患病状态时禁止施治。

3. 量力而治

从医者来讲，尽管早期进行了正规的阳掌功法锻炼，可以保证实施阳掌拍打疗法过程中不至于使自己手部受伤，但仍要求医者根据自己锻炼所达到的功力水平进行施治。如果尚未达到治疗所需要的能力，拍打力量不够深入时，则可以配合针法、灸法或中药来增强疗效，而不强力、过度施治，导致自身内耗太多，损及身体。因此，量力而治非常重要，这是保证治疗效果及避免医患双方受伤的重要措施。量力而治包括控制治疗人数及根据患者的具体情况来确定治疗方案。

4. 重视机体自身的调整、恢复

拍打后，患者局部猪皮样皮肤及瘀痧的消退过程，也是治疗的延续，不需要另用热敷、按摩、涂油等方法来加速这个消退过程。之所以如此，与阳掌疗法的致病机理有关。例如阳掌拍打疗法治疗痛症。中医理论认为，痛症的产生在于"不通"，因各种病邪导致局部气血阻滞，即所谓的"痛则不通"。"久病入络""久病成瘀"则是疾病绵延不愈的病理结果，即如叶天士所说："久发、频发之恙，必伤及络。络乃聚血之所，久病必瘀闭。"王清任亦云："久病入络为瘀。"而阳掌拍打疗法针对痛症、久病首先起到的就是去菀陈莝、排除瘀滞的作用，这一作用包括以下两个方面：其一，《素问·调经论》中曰："血气者，喜温而恶寒，寒则泣不能流，温则消而去之。"拍打可以升高局部组织温度，排出风寒湿邪，同时借助物理作用加速血液循环，增加毛细血管的扩张和通透性，促进代谢产物的排出，改善局部营养，最终使"血脉和调，肌肉解利"。其二，通过拍打的物理性震动作用可将深层次分肉的邪气排出体表。《灵枢·周痹》谓："风寒湿气，客于外分肉之间，迫切而为沫，沫得寒则聚，聚则排分肉而分裂也，分裂则痛。"外感风寒湿邪及外伤、劳损导致血脉瘀滞，邪气与瘀血客于筋肉之间，通过有节奏的拍打震动，可将病邪拍出体表，形成不同颜色和形状的瘀点、瘀斑或瘀肿等皮肤改变。从现代医学角度分析，拍打过程可以将局部各种衰老细胞破裂、分解、渗透至皮下，进一步被免疫细胞吞噬、消化，由机体再利用，这一过程可以刺激人体免疫功能，对局部及整体治疗均有帮助。众所周知，高质量的睡眠可以帮助人体恢复体力、增强自身免疫力、加快新陈代谢。我们在临床上发现，绝大多数患者在接受阳掌拍打治疗后，睡眠质量会提高，醒来后不仅局部症状得到缓解，精神也变好，提示拍打治疗可能有促进新陈代谢及免疫功能修复的作用。此外，我们在临床上还发现，有一些体格相对强壮的患者（我们谓之气强者）在拍打后瘀斑消除较快，而有一些相对体弱形瘦的患者（我们谓之气弱者）则消除较慢，这反映出两者的新陈代谢速度及能力是不同的。临床施治时，我们观察患者皮肤瘀肿的真实消退情况，有助于下一次治疗方案的调整。

由此可见，阳掌拍打疗法并不刻意要求局部瘀斑快速消退，而是让身体有一个自然调整的过程，以最大限度刺激自身免疫功能的恢复。

四、拍打操作要点

1. 动作协调

在阳掌拍打过程中，放松上肢，腕关节与指关节固定手型，通过肘关节屈

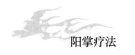
伸来调整位置，脊柱与下肢保持稳定，以肩关节来发力，通过大关节带动小关节的方式进行拍打。

2. 气力结合

阳掌拍打疗法的技术特点之一为气力结合，强调早期练功的主要目的在于调气、养气、用气，增强气的作用，以便在治疗过程中提高气和力的渗透性，从而补气行气，促邪外出。力强调的是拍打的物理性作用，气力相合，主要作用在气上，往往气足则力可少，若气不足则力需大，久之施术者容易疲劳，甚至造成损伤。因此，该疗法强调练功，不仅是为了提高疗效，也是为了保护施术者。用力需注重周身的协调运动，最终达到上肢的顺畅操作。

3. 落点集中

每次拍打的落点要集中在同一处，尽量减少手指与皮肤的接触面积，这样既可以减少气力耗散，又可以使拍打效果在同一位置进行叠加，使气力更快更好地抵达深部病灶。

4. 保持加速

手指在与皮肤接触以前，要保持一定的加速度，忌未触而减速。这样在减少气力耗散的同时，能让每一次的拍打都更透。

5. 垂直发力

在拍打过程中，无论手型怎样调整，当手指末节接触皮肤的时候，力的方向要尽可能垂直于选点的皮肤表面，减少气力浪费，更容易深达病灶。如果发力方向与选点不垂直，不仅会损耗透下去的力量，而且患者的皮肤会因受到一个横向的摩擦力而增加疼痛感，影响疗效。

6. 常见错误

（1）落点太散，耗散太多，没有叠加。

（2）用蛮力，没有加速度，拍打气力渗透不够深，导致皮肤破损。

（3）局部用力，全身不够协调，施术者易疲劳，易受伤。

（4）节律过快或节律过慢，自我抵消或耗散，易疲劳。

（5）拍打时拖、刮患者皮肤，导致皮损，气力不够渗透。

（6）手指散开或手指僵硬，施术者易疲劳、耗散，气力不够透入。

（7）拍打时翻腕，既容易伤腕，又易耗散拍打力度。

（8）持久拍打而不练功，疗效停滞不前，施术者易劳累、耗伤自己。

五、临床应用

（一）颈部扭伤、挫伤

颈部扭伤、挫伤多伴有外伤史，必要时先做影像学检查以排除骨折。

治疗：患者取坐位，排除骨折后，可以直接选取最痛处、肌肉痉挛处，以及条索状硬结处进行拍打。如果患处肿胀疼痛厉害，甚至摸一下都痛，可以循着肌肉走向或者经络走向，在患处附近选点进行拍打。

（二）落枕

一般见于睡姿不良，枕头高度不合适，或者头颈角度偏转过度，使得局部肌肉长时间紧张而产生损伤，导致头颈活动角度受限。

治疗：一般落枕可以直接针刺外劳宫穴。施术者感觉针下得气后，嘱患者缓慢转动头颈部，速度要慢但角度要转到底；转到受限处后，则往另外一个方向转动，来回数次。必要时，施术者可提插捻转以加强刺激。如果效果不明显，说明病灶牵扯的肌肉比较多，可以考虑采用阳掌拍打疗法。

拍打部位首先可选患者牵扯感最明显的地方，其次可以选患侧的肩井、颈百劳、肩中俞，还有胸锁乳突肌、前斜角肌，具体可根据医者自身对拍打的熟练程度及患者的状况做调整。一般拍打 1 ～ 2 个部位，其治疗量就足够了。

（三）颈椎病

1. 神经根型颈椎病

本病一般无外伤史，大部分患者呈单侧颈部疼痛不适，伴随患侧的上肢麻木感，严重者会麻痛感并存。有的患者则以颈痛伴有患侧肩胛骨内上侧牵扯痛为主要表现。

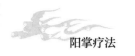
治疗：一般可以从颈部、患肢麻木处及患侧肩胛骨内上侧的肩胛提肌周边这 3 个地方选点拍打。

2. 椎动脉型颈椎病

本病以单侧颈痛伴有头晕为主要症状，有的患者还伴有耳鸣。

治疗：部位以颈部、大椎和双肩为主，治疗时要注意患者的状态，控制拍打的力度与频率，防止短时间内刺激量太大而加重患者的头晕症状。如果患者头晕比较厉害，可以尝试先拍打内关、曲泽、曲池等手臂上的穴位，等头晕稍有缓解后再选颈周部位进行拍打。

3. 交感神经型颈椎病

本病以颈痛不适伴有头痛为主，部分患者还伴有视物模糊或者耳鸣、听力下降等。

治疗：拍打可选风池、风府、哑门、大椎等穴；根据触诊，还可加上阿是穴。一次选择 1 ～ 2 个部位拍打，后续则根据患者的情况做调整。

（四）腰部疾病

1. 腰部扭伤

腰部扭伤多由患者用力不当或者突然受到外力，导致腰肌筋膜、韧带或者小关节错位。一般表现为腰痛伴有活动度受限，局部有肿胀、压痛或叩击痛。单纯的腰扭伤一般不会出现下肢疼痛，但若伤及臀大肌引起痉挛时，则可能会出现放射性的下肢疼痛。

治疗：在条件允许的情况下，患者取坐位，先针后溪，得气后留针，嘱患者来回左右转动上半身数次，每次转动到活动受限的位置后返回，时间 2 ～ 3 分钟。如果患者疼痛有所缓解，则可以再来回转动 1 ～ 2 分钟；如果效果不明显，则出针，在腰背部选点进行拍打。首先通过触诊找到肌肉最紧张、条索状最明显和疼痛最厉害的位置进行拍打，还可以拍打委中穴加以辅助。如果有下肢放射性疼痛，则可以在环跳周围选穴进行拍打。单纯的急性腰扭伤经拍打出瘀后，或者症状缓解但没有瘀，患者的牵扯痛会减轻，腰部的活动度也会增加。需要注意的是，虽然患者的症状已经缓解，但此时腰椎的稳定性会比平时要差，如果贸然用力则很容易造成二次拉伤，所以要叮嘱患者休息 2 ～ 3 周，待完全康复后才能负重运动。

2. 第 3 腰椎横突综合征

本病以第 3 腰椎横突有明显压痛为主症，常伴有下肢放射性疼痛；按压第 3 腰椎横突时，放射痛加剧，但疼痛放射范围一般不过膝盖。

治疗：选患侧的第 3 腰椎横突位置进行拍打。腰骶部有酸痛的，可以再拍打腰骶部；下肢放射痛明显的，可以拍打委中穴部位。

3. 腰椎间盘突出症

本病需要鉴别患者是影像学上的腰椎间盘突出，还是症状性的腰椎间盘突出症。有部分患者的腰痛与腰椎间盘突出关系不大，反而是腰肌本身的问题比较明显。

治疗：两者都可以选阿是穴进行拍打，但腰椎间盘突出症作为一个常见的肌骨疼痛疾病，治疗时不单要考虑腰椎周边的问题，还要往上和往下寻找异常的地方进行拍打。如果有腰痛伴下肢放射性疼痛麻木的，在腰部选点的同时，还要拍打委中、承山、悬钟等；如果臀部酸麻明显，则需要拍打秩边、环跳周围；肌力减退或者有下肢萎缩的，可以选择骶部穴位进行拍打。

4. 梨状肌综合征

本病是由于梨状肌损伤，导致炎症，刺激坐骨神经引起的臀腿部疼痛。其主要表现为臀部疼痛，活动时加剧，疼痛可以向腹部、大腿放射。直腿抬高试验阳性，直腿抬高加强试验阴性，梨状肌紧张试验阳性。

治疗：由于梨状肌综合征的病灶一般都在臀部比较深层的部位，而臀部脂肪肌肉比较多，拍打时需要气与力渗透到病灶，才会取得比较好的效果。因此，对施术者的功力及熟练程度均有一定的要求。选点方面，近端直接拍打阿是穴，远端可以选取股外侧肌紧张处进行拍打。

（五）肩关节疾病

1. 肩周炎

患者以肩痛合并肩关节活动受限为主症，多发于 40 ～ 50 岁。本病需要与

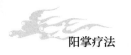
肩袖损伤做鉴别。

治疗：可以选择肩髃、肩前、肩贞等穴位及局部的疼痛点进行拍打。一般而言，肩周炎疼痛的范围较广，牵涉的肌肉较多，需要多次治疗。因此，每次治疗选择拍打 1～2 个点即可，不能一次性把所有不适的地方都拍打完，否则治疗量过大会对患者造成一定的损伤。另外，有部分患者因为肩关节活动受限时间较长，相关肌肉容易出现萎缩，此时可以考虑对萎缩的肌肉施以艾灸，温经通络，以加快萎缩部分肌肉的恢复。当拍打数次，患者肩关节疼痛程度明显改善，能自主抬高手臂到一定角度时，施术者需要摇患者的肩关节使其松动。摇肩关节需要两位施术者协同操作：其中一位双手搭在患者患侧肩井附近，固定其肩关节，防止患者因紧张而把肩关节抬起来；另一位施术者扶着患者患侧的腕关节与肘关节，帮助患者做肩关节大幅度的圆周运动，若遇患者肩关节活动受限或疼痛难忍，则减小摇动幅度与角度，不能强求硬做。

2. 冈上肌腱炎

本病临床表现为肩痛伴有肩关节外展受限，疼痛弧试验阳性。

治疗：可以在肩锁关节连接处、肩髃处拍打，也可以沿着疼痛处触摸找到肌肉紧张痉挛处进行拍打，肩胛骨周围可以拍打天宗、臑俞、肩贞，肘关节上可以拍打曲泽、尺泽、少海等穴位进行辅助。待患处疼痛明显减轻后，需要摇患者的肩关节，使其松动。如果有肌肉萎缩，则加艾灸。

（六）肘腕关节疾病

1. 肱骨外上髁炎

本病以肘关节外侧酸胀疼痛为主症，在拧毛巾、端重物时加重，严重的伴有前臂乏力。

治疗：大多数肱骨外上髁炎患者在患侧的肱骨与桡骨连接处有明显的压痛，故拍打曲池、手三里等压痛点及周边即可。如果前臂有肌肉萎缩，可以加上拍打内关、外关、郄门、温溜、偏历等穴位。

2. 腕部筋伤

本病有明确外伤史，腕关节处有肿胀、疼痛，局部有压痛，腕关节活动时因为疼痛而受限。

治疗：排除骨折与肌腱断裂后，可以在内关附近拍打。腕关节内侧疼痛，加拍曲泽、少海或者小海；腕关节外侧疼痛，则可加拍曲池、尺泽。

六、验案举例

（一）神经根型颈椎病案

案例一 吴某，男，52岁，"120"出车司机。

首诊：2018年3月25日。

主诉：颈部僵硬伴左侧肩背、左上肢放射痛多年。

现病史：颈部僵硬伴左侧肩背及左上肢放射痛多年，转颈时疼痛加剧，左上肢呈放电样疼痛伴肿胀感，严重时疼痛难忍，影响睡眠，曾接受针灸、拔罐及药物治疗。3月19日曾因左侧肩胛内侧疼痛导致无法入眠，接受阳掌拍打治疗。在治疗过程中，疼痛部位转移到左侧肩贞部位，继续拍打该处。治疗后疼痛即刻消除。1小时后再次出现疼痛，且较拍打前严重。3月20日、21日疼痛未见消除，服用塞来昔布胶囊与盐酸乙哌立松片（妙纳），至昨日夜间疼痛明显缓解。今日来诊，右侧转颈时左侧上肢放电样疼痛。平素胃纳差，嗳气泛酸，无腹痛、腹泻，二便调。

既往史：慢性胃炎、颈椎病。否认药物过敏史。

体格检查：神清，心肺（-）；腹软、无压痛及反跳痛，肝脾无肿大，肝肾区叩痛阴性，麦氏征、墨菲征阴性，肠鸣音正常。压颈试验阳性，左臂牵拉试验阳性。舌质淡，舌苔白腻，脉滑。

西医诊断：颈椎退行性病变（疑颈椎间盘突出）；慢性胃炎。

中医诊断：痹证（气虚痰湿）。

治疗：大椎部位阳掌拍打，局部皮肤以湿为主，伴有点状红疹样改变；继续拍打颈椎左侧半个多小时。治疗完毕，右侧转颈时无左上肢放电样不适。

二诊（2018年3月27日）：3月25日拍打治疗后，患者疼痛减轻，无左

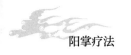

上肢胀痛及放电感，至当日夜间 10 时许症状再发，并进行性加剧，但严重程度比治疗前为轻。今日上午仍有疼痛，以大椎部位及左侧肩胛下缘内侧为甚。VAS 评分（视觉模拟评分）约 6 分，左上肢酸胀，以左肩、左上臂外侧及左侧肘上为甚，转颈时有少许放电感。无嗳气泛酸，纳眠一般，二便调。

治疗：阳掌拍打左侧肩贞、臑俞、臂臑、曲池、肘髎（彩图 4-10，彩图 4-11）；阳掌点穴通络灸法治疗大椎穴。

治疗结束后，患者原颈肩部疼痛及左上肢胀痛消失，无左上肢放电样不适。

三诊（2018 年 4 月 6 日）：3 月 27 日治疗后，颈部及左肩、左上肢疼痛消失，至 4 月 3 日持续 1 周，疼痛无发作，仅有酸感而无疼痛，无左上肢放电感。4 月 3 日复诊，左侧肩胛内侧局部一点样位置仍有少许疼痛，局部按压疼痛明显，左上肢无肿胀，肩部少许酸感；1 周前拍打部位瘀点消散，但仍有红色印记，左肩及肩胛侧肌肉紧张。继续拍打左肩贞附近及肩胛冈下缘，并艾灸肩胛内侧及肩部。治疗结束，患者无明显不适，局部肌肉松弛。此次复诊后，患者肩部未再发疼痛，酸感较前减轻，无加重。可侧睡，但不能持久，左肩压迫仍有不适。继续对左侧肩部及左上肢内侧进行阳掌拍打治疗。

四诊（2018 年 4 月 8 日）：患者三诊治疗后，肌肉酸痛感明显减轻，VAS 1 ~ 2 分。现无肩痛及肩酸，夜间长时间左侧卧位有少许不适，左肩有紧张感。舌淡，苔白厚腻，脉滑。

治疗：阳掌拍打左侧肩部及左上肢内侧；阳掌点穴通络灸法艾灸肩部。

随访半年，患者颈部及左肩疼痛明显减轻，病情稳定，生活、工作正常。嘱其注意局部保暖，适当运动。

病案讲解：颈椎病是常见病，临床表现多样，治疗主要拍打大椎、天柱、颈椎夹脊及肩井等部位。此外，还可根据肩颈部压痛点选择部位。神经根型颈椎病，则可沿上肢疼痛部位循经取穴：如上肢麻痛严重者，选用曲池、手三里、臂臑、肩髎等手阳明大肠经穴位；伴手指麻痛者，可加用内关、外关穴位；肝肾亏虚者，可加用肝俞、肾俞、足三里等。病情顽固，疼痛发作频繁者，可以在阳掌拍打基础上配合局部阳掌点穴通络灸法，以加强和巩固疗效。

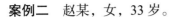

案例二　赵某，女，33岁。

主诉：颈痛不适1天。

患者诉1天前睡眠不足，醒后感觉颈部疼痛不适，下午穿防护服做核酸采样2小时后，颈痛加剧难忍，右上肢上举时肩胛骨牵扯痛明显。

刻下：颈痛伴随右肩胛骨周围牵扯痛，手臂上举时疼痛加剧，活动受限。

查体：颈部肌肉紧张，双侧棘旁有压痛；肩井周围压痛明显，有肿胀，肤温较低；患侧肩胛骨内上侧周围的肌肉紧张。

西医诊断：颈肌劳损。

中医诊断：痹证（经络不通）。

治疗：拍打右侧曲池周边约30下，出少量瘀点，继续拍打，治疗约5分钟，后背牵扯痛及颈痛明显减轻。（彩图4-12）

次日随访，患者述当天睡醒后肩胛骨附近的牵扯痛基本消失，颈部还有点疼，但已不影响日常生活。

病案讲解：该案患者主要表现为颈痛伴随肩胛骨周围的牵扯痛，主要因颈痛累及周边的肌肉而引起。考虑其病程较短，结合触诊，判断病位较浅，故可以直接拍打肩井穴周边。但当天患者衣服弹性较差，无法在肩井穴周边进行拍打，于是就根据肌肉走向，在曲池周围进行拍打。拍打后，局部出现少量瘀点，患者反馈颈痛有改善，牵扯痛也有所减轻，遂停止拍打。临床上拍打多长时间，打出多少病理产物才达到治疗量，并没有很死板的标准。我们要根据患者的体质、当下的状态，进行评估后再确定。像这位患者，起病急，发病时间短，虽拍打后瘀点并不多，但自身症状已大幅度减轻了；再继续拍打，症状好转已不明显，此时我们评估治疗量已经足够，就可以考虑结束这一次的治疗。

案例三　叶某，男，64岁。

主诉：颈痛伴右上肢疼痛半个多月。

患者无明显诱因出现颈痛伴右上肢疼痛半个多月，其上肢活动时右肩胛骨内侧牵扯痛明显；手麻，颈部到手肘部有明显的牵连性疼痛。其间曾多次采用电针颈部疼痛部位，但症状改善不明显。数字化X线成像系统（DR）提示颈

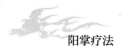

部有椎间盘突出。

查体：颈部活动度尚可，有压痛，叩击痛不明显，颈部肌肉紧张，条索状明显。臂丛神经牵拉试验阳性，椎间盘挤压试验阳性，霍夫曼征阴性。肘关节、背部触诊，发现相关疼痛部位的肌肉紧张、肘部的疼痛感及牵扯感尤其明显。

西医诊断：神经根型颈椎病。

中医诊断：痹证（经络不通）。

治疗：拍打肘部及曲泽穴、曲池穴周边，局部浮出红黑色瘀点，皮肤周围泛红，肘部牵扯痛明显改善，颈部疼痛感减轻。（彩图4-13，彩图4-14）

复诊：诉肘部牵扯感较之前减轻，但仍有疼痛；背部牵扯痛仍比较明显。拍打右侧肘关节手三里周边及背部右侧肩胛骨附近，肘部有少量瘀点，背部皮肤潮红，有少量瘀点（彩图4-15，彩图4-16）。拍打后背部牵扯痛明显减轻，同时颈部不适感也减轻。

病案讲解：患者首诊时颈部、肘部、背部触诊发现相关疼痛部位的肌肉非常紧张，肘部疼痛感、牵扯感尤其明显。虽然患者背部、肘关节疼痛与颈椎有关，但当时肘关节疼痛极为明显，希望优先处理，于是先拍打曲池穴。在拍打过程中，发现尺泽穴附近有瘀点上浮，遂追着出现瘀点的地方，改以尺泽为中心进行拍打。治疗后，患者反馈肘部牵扯感明显减轻。由于患者是第一次接受拍打治疗，治疗量不宜过大，故嘱其隔日复诊。

复诊时，患者仍然感到背部疼痛明显，肘部牵扯痛有所减轻；颈部虽然没进行拍打，但颈部不适感也有所减轻。复诊治疗则拍打了背部，以及手三里周边，局部以火、瘀为主。

经治疗，肘关节牵扯痛进一步减轻，背部紧张感及疼痛感也有明显改善，同时颈部不适感也比首诊时有好转。患者反馈，此次拍打后没有出现精神疲倦或者睡眠不佳的情况，对拍打时的疼痛也能忍受。复诊治疗拍打了两个部位，其目的一是针对背部的疼痛，二是加强对肘关节的治疗。

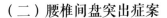

（二）腰椎间盘突出症案

案例一 雷某，女，63 岁，退休工人。

首诊：2017 年 10 月 26 日。

主诉：左下肢放射性疼痛 2 周。

现病史：患者左下肢放射性疼痛 2 周，起初行走疼痛，现站立 10 分钟即感觉疼痛难立，曾于外院就诊，影像学检查考虑"腰椎间盘突出"。来诊时腰部酸软，左下肢放射痛，无局部重着感，无腰腿部红肿，无胸闷、心悸，无发热，余无不适。

既往史：否认有高血压、糖尿病、冠心病等病史。

过敏史：否认药物过敏史。

查体：心肺无特殊。左下肢直腿抬高试验阳性。舌红，苔白腻，脉滑。

西医诊断：腰椎间盘突出症。

中医诊断：痹证（痛痹）。

治疗：阳掌拍打腰骶部位，局部出现瘀斑，以瘀邪为主（彩图 4-17）。

二诊（2017 年 10 月 30 日）：患者左下肢疼痛较前明显减轻，站立时间延长，可站立 2 小时以上；行走时仍有疼痛，夜间左腿抽筋。余无不适。

治疗：阳掌拍打腰骶部及左侧委中、腓肠肌处。

三诊（2017 年 11 月 6 日）：二诊治疗后返家 4 天无疼痛，左腿本周亦无抽筋，站立时间延长，行走仍有疼痛，症状总体改善近七成，余无不适。

治疗：阳掌治疗拍打腰骶部（正中及右侧）。

四诊（2017 年 11 月 13 日）：患者左侧腰痛继续减轻，站立已无问题，左下肢无抽筋，余无不适。

治疗：阳掌拍打腰部及左大腿外侧。

随访，患者病情稳定，持续半年腰痛无复发。

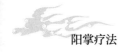

案例二 陈某，女，72岁。

首诊：2023年2月12日。

主诉：左侧臀部疼痛半年。

病史：患者半年前无明显诱因开始出现左侧臀部疼痛，坐位时疼痛加重以至无法接触座椅，疼痛沿大腿后侧向下放射达左侧膝关节处。无腰部疼痛。睡眠可，二便正常。其间患者在多家医院就诊，行针灸、按摩、热敷等治疗，收效甚微。2023年2月8日的腰部核磁共振检查提示L4椎体稍向前移位约3mm，椎体轻度边缘毛糙、变尖，S1～S3骨层面椎管内可见小类圆形长T1长T2信号，T2WI示多个椎间盘信号减低；L3～L4、L4～L5、L5～S1椎间隙平面蛛网膜下腔轻度弧形压迹，横断面示L3～L4椎间盘后缘均匀膨隆，硬膜囊受压；L4～L5椎间盘后缘局限向正中偏左侧突出，硬膜囊受压，左侧椎间孔变窄；L5～S1椎间盘后缘局限向左外侧突出，左侧椎间孔变窄，硬膜囊受压，终丝马尾形态及信号尚正常。黄韧带略增厚。

体格检查：腰部无明显压痛，直腿抬高试验（＋），"4"字交叉试验（＋）。舌淡，苔白腻，脉弦。

西医诊断：腰椎间盘突出症。

中医诊断：痹证（痛痹）。

治疗：①腰骶部行阳掌拍打疗法，局部以瘀邪为主（彩图4-18）。②中药内服：桑寄生10g，杜仲10g，生地黄10g，熟地黄10g，独活10g，秦艽10g，防风10g，黄芪10g，细辛3g，白芷10g，伸筋草10g，宽筋藤10g，桑枝10g，鸡血藤20g，薏苡仁30g，牛膝30g，苍术10g，蚕沙10g。3剂，水煎服。

二诊：2023年2月19日。患者左侧臀部疼痛经上诊治疗后，已经明显改善。坐位时，左侧臀部疼痛减轻，可持续坐半小时，腰部仍无疼痛。

治疗：腰部、委中穴处进行阳掌拍打，局部以瘀邪为主。（彩图4-19）

随访：患者前后经过8次治疗，均进行阳掌拍打疗法，治疗部位包括腰部、左侧臀部、左侧大腿后侧等疼痛麻木部位。患者自觉症状改善明显，已经不影响正常坐姿，长时间步行后稍有臀部酸胀感。

病案讲解：阳掌拍打治疗腰椎间盘突出症，主要选择拍打腰部和下肢循经

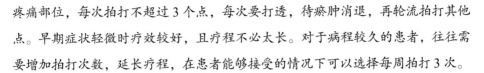

疼痛部位，每次拍打不超过3个点，每次要打透，待瘀肿消退，再轮流拍打其他点。早期症状轻微时疗效较好，且疗程不必太长。对于病程较久的患者，往往需要增加拍打次数，延长疗程，在患者能够接受的情况下可以选择每周拍打3次。

在治疗过程中，要注意以下几点：①久病患者，一般初诊时疼痛较为剧烈，接受拍打治疗后，疼痛会明显减轻。此时要对患者特别强调，不要因为症状缓解就急于做较多活动，还是要保持静养状态，以利于疗效的巩固和康复。②在治疗的过程中，病情可能会出现反复，甚至会伴有其他身体部位的不适。从动态的整体观来看，人体是一个多器官组织协同工作的有机体，尽管各个组织在解剖部位上是独立存在的，但彼此之间借助神经、血管等连成一体，所以当机体某个部位出现问题时，机体具有代偿性的替代功能或修复能力，可将始发疾病控制在稳定、平衡状态，并逐渐改善以致痊愈。但是，当原发病变逐渐恶化，已经难以逆转时，同样也代表全身机体的平衡状态受到破坏，代偿功能缺失，造成隐形的"伪"平衡，而局部损坏组织形成负循环也会对其他部位产生进行性的刺激性伤害，这一点在痛症患者中尤为多见。因此，在阳掌拍打的治疗过程中，疾病原发灶以外的其他部位也会出现不适，实际上这是机体在重新寻找平衡状态过程中的必然反应。为了取得持久的疗效，就需要协助患者将早期的病态性"伪"平衡状态打破，通过外在因素的干预，重新建立良性的平衡，这样才能由乱到治、由治到兴，使负循环逐渐转变成正循环。要达到这种目的，坚持治疗，取得量变到质变的过程最为关键。因此，每次拍打的部位可以少一些，时间短一点，而将拍打的时间间隔和频率加大，最终达到所要求的总体治疗量。针对顽固性的腰椎间盘突出症患者，除了阳掌拍打治疗外，还可以配合阳掌指拍贯气针法、阳掌点穴通络灸法，以及中药内服外用综合治疗，通过整体调整，以促使质变。这也是动态的中医整体观的体现。③严重的腰椎间盘突出，对患者的生活、工作等都会产生较大影响，若具有手术指征的，可以考虑手术治疗。而阳掌拍打疗法则可以对术后的康复起到一些辅助作用，这种情况下，每次拍打的部位可以少一些，拍打的量适中，拍打时间也不要太久，频次灵活把握。总的治疗目标在于疏通经络，贯气抽瘀，促进构建机体的动态平衡。

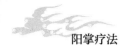

（三）反复颈部酸痛伴眩晕发作案

林某，男，40岁。

首诊：2021年7月7日。

患者就诊时诉发作性眩晕1年，多在劳累时发作；发作时伴颈部肌肉酸痛不适，头部转动则眩晕加重，偶有恶心欲呕。无恶寒发热，无咳嗽，无汗出，无腹胀及胃酸反流，小便正常，大便烂、每日一次。舌淡苔白腻，脉沉。

患者为证券从业人员，长期伏案工作，夏天工作时冷气开放，时间稍长颈部即感不适。平素体健，否认有高血压病、糖尿病、脑血管病等病史。

查体：双侧肩颈部肌肉紧张度增高，臂丛神经牵拉试验阳性。曾于外院行颈椎CT检查，提示生理曲度消失，未见骨质增生或椎间盘突出。

西医诊断：颈源性头晕。

中医诊断：眩晕（痰浊上扰）。

治疗：于右肩及左颈部肌肉酸痛不适较甚处行阳掌拍打疗法，拍打过程中见皮肤出现红色与黑紫色夹杂的瘀肿。治疗后，患者诉肌肉酸痛不适明显缓解，拍打部位皮肤有热感及少许疼痛（彩图4-20，彩图4-21）。向患者详细交代注意事项；并告知拍打处瘀肿消退后，可以再次进行拍打治疗。

前后经过4次拍打治疗（至2021年7月21日治疗结束）后随访（最后一次随访为2022年3月），至今没有发作眩晕，工作劳累后偶有颈部肌肉酸胀感。嘱其注意劳逸结合，加强肩颈部肌肉的锻炼，避免受寒。

病案讲解：眩晕伴有颈部酸痛，虽不能确定就是颈部疾患导致眩晕发作，但病情持续日久且反复发作，也属顽疾。阳掌拍打治疗过程比较简单，即针对病患处进行拍打。从拍打后的瘀斑来看，以湿瘀为主；结合长期伏案工作、常吹空调受凉的经历，可知其病因所在。这种肌肉劳损所导致的颈部不适或头晕发作，是阳掌拍打疗法的优势病种，往往立竿见影，且疗效持久，较少复发。因为通过阳掌拍打，祛除了病因。

（四）膝关节退行性变、膝关节炎案

吴某，男，77岁。

首诊：2021年11月18日。

病史：患者从2021年5月开始，因双膝关节疼痛，行走时酸软无力，需拄拐杖来我院骨科就诊。其间行膝关节DR及腰部CT检查，提示"左膝关节退行性变""腰椎退行性变：L1～L2、L2～L3、L3～L4椎间盘膨出；L4～L5、L5～S1椎间盘膨出并突出（后正中型）；L5、L3椎体不稳"。给予内服药物（镇痛、补益肝肾为主）及药膏外敷治疗。因疗效不显，故患者又先后到广州中山大学第三附属医院、荔湾区骨伤科医院就诊，仍然以内服药物加外治方法治疗，效果不显。2021年11月18日来我处诊治。

检查患者双侧膝关节无明显压痛点。坐位时，因双膝关节无力而无法起立（左侧为甚）；步行时，因关节部位疼痛剧烈而无法行走，需靠拐杖支撑。患者诉，之前行走时曾因关节疼痛无力而跌倒。患者无外伤病史，既往有高血压病，一直服用降压药，血压控制良好。二便正常，睡眠可。

西医诊断：①膝关节退行性变；②慢性膝关节炎；③腰椎间盘突出症。

中医诊断：痹证（痛痹）。

治疗：双膝关节部位行阳掌拍打疗法，局部以瘀邪为主。（彩图4-22，彩图4-23）。

治疗后，患者自觉疼痛大幅度减轻，当时就能脱离拐杖自己行走（彩图4-24）。嘱患者目前仍需使用拐杖辅助行走，避风寒，待膝关节组织修复后方可不用拐杖。患者在离开诊室时，竟然忘拿拐杖，还是医生发现，追出诊室交给患者。

二诊（2021年12月6日）：患者左侧膝关节疼痛明显减轻，起立时双膝关节疼痛及酸软无力感减轻，但上下楼梯时仍然明显。检查首诊施术部位，局部皮肤瘀肿已经基本消失，无特殊不适。

治疗：于患者右侧膝关节内侧、外侧行阳掌拍打疗法，局部以瘀邪为主（彩图4-25）。治疗后，患者自觉右侧疼痛减轻。交代患者注意事项。

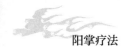

三诊（2022年1月14日）：患者双侧膝关节疼痛及酸软感大幅度减轻，外出行走已无须借助拐杖，上诊治疗后的局部瘀肿已经完全消散。

治疗：左侧委中穴处、双侧膝关节阳陵泉处行阳掌拍打疗法（彩图4-26，彩图4-27）。治疗后，患者自觉双膝关节酸软无力感较上诊明显好转。嘱其仍需注意休息，避免过度劳累而使症状加重。

病案讲解：影像学检查提示该患者腰椎间盘突出、膝关节退行性变，但临床主要表现为膝关节疼痛，且酸软乏力，综合分析主要是膝关节退行性变。膝关节退行性变多见于老年人，如对该患者进一步完善膝关节MRI检查，大致可以确定为膝骨关节炎。

膝骨关节炎是最常见的关节炎之一，一般认为是慢性进行性退化性病变，以软骨的慢性磨损为特点。本病多见于中老年肥胖女性，往往有劳累史。膝关节痛是本病患者就医时常见的主诉，活动时疼痛加重，初起疼痛为阵发性，后变为持续性，劳累及夜间更甚，上下楼梯时疼痛明显；膝关节活动受限，活动时可有弹响、摩擦音，部分患者关节肿胀甚则跛行，少数患者可出现交锁现象或膝关节积液，日久可见关节膝内翻畸形，保守治疗无效者则需要手术治疗。

应用阳掌拍打治疗此病有以下几个要点：①早期拍打部位以膝关节周围为主，初次拍打往往瘀肿很大，消退也较快，局部症状改善明显。后续治疗需要辨证、辨病施术，根据体质因素和证候特点，增加拍打足三里、悬钟、三阴交等部位，以改善患者机体状态。②顽固性膝骨关节炎，治疗过程中要叮嘱患者注意保护关节，减少上下楼和长时间行走，待拍打足量后，再逐渐增加运动量，最终形成机体的良性稳定状态。③阳掌拍后，局部出现的瘀肿会自行消退，不必刻意处理来加快其消退。如局部出现瘙痒，可以适当热敷，避免着凉或进食辛辣食物。病程久者，除了可以增加拍打次数外，还可以让患者次日自行局部艾灸以提高疗效。

（五）膝关节肿痛案

金某，女，70余岁。

首诊：2021年3月13日。

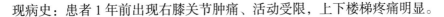

现病史：患者1年前出现右膝关节肿痛、活动受限，上下楼梯疼痛明显。

查体：右膝关节疼痛、肿胀，负重时明显，以内侧为主，局部皮肤温度较对侧高，皮肤颜色正常，膝关节屈曲90°，伸直位10°。舌质瘀暗，舌边有齿印。既往无过敏史，没有服用抗凝药物史。

西医诊断：膝骨关节炎。

中医诊断：痹证（痛痹）。

治疗：阳掌拍打右膝关节内侧阴陵泉，以风邪、湿邪、瘀邪为主。拍打完疼痛明显减轻，关节屈伸达到正常范围。（彩图4-28）。

二诊（2021年3月23日）：右膝关节疼痛减轻，活动较前自如，活动度基本接近正常。继续阳掌拍打右膝关节内外侧，还是以风邪、湿邪、瘀邪为主。治疗后，右膝关节已无明显疼痛。（彩图4-29）

三诊（2021年4月3日）：患者右膝关节基本恢复正常，无疼痛，活动自如。至今没有复发。

病案讲解：目前临床上针对膝骨关节炎的保守治疗，主要包括口服消炎镇痛药、物理治疗、局部封闭、按摩推拿、小针刀治疗等。根据临床观察，这些疗法可以在一定程度上缓解疼痛，但对改善关节活动受限作用不大，且容易复发。此外，有些方法属创伤性治疗，容易形成深部瘢痕，对关节康复不利。而阳掌拍打疗法在止痛和改善关节活动受限方面均有明显效果，且是非侵入性治疗，安全有效。膝骨关节炎往往发病时间长，患者症状轻微时常疏于治疗，待病情逐渐发展，久病入络，单纯用局部封闭、按摩推拿、小针刀等方法治疗往往仅限于局部皮肉筋膜及经脉，而对于深层次的病理产物不能有效祛除，导致短期疗效明显而长期疗效不甚理想，复发率高，病程长，甚至有可能造成终身残疾。阳掌拍打疗法采用局部与循经取穴相结合的方法，灌气抽邪、疏通经络，将局部皮下组织、肌肉、筋膜或关节等处的风、湿、瘀等邪驱逐至表皮，以达到局部与周身协同、标本同治的目的。

（六）肩周炎案

向某，女，50余岁。

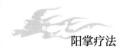

首诊：2021 年 11 月 7 日。

患者 3 个多月前开始出现左肩疼痛，活动受限，左肩背怕冷怕风。左臂前举 100°、外展 80°左右；手臂放在后腰部时，不能完成屈肘动作。左肩周围肤色稍晦暗，肤温偏低，周围肌肉稍萎缩。

西医诊断：肩周炎。

中医诊断：痹证（痛痹）。

治疗：阳掌拍打左侧肩前、肩后、大椎穴，局部以风、湿、瘀邪为主（彩图 4-30，彩图 4-31）。治疗后，疼痛即明显减轻。

二诊（2021 年 11 月 13 日）：患者左肩疼痛减轻，活动较前稍自如。继续阳掌拍打左肩周围。治疗后，左肩已无明显疼痛。

至 2022 年 4 月 4 日，先后拍打共 15 次，患者左肩已无疼痛，左手臂除放在后腰部时屈肘动作改善缓慢外，其他各种方向的活动已大体自如，对生活、工作基本无影响。

病案讲解：根据患者年龄及临床表现，本病基本可以诊断为肩周炎。目前，针对肩周炎的保守治疗，包括口服消炎镇痛药、物理治疗、痛点局部封闭、按摩推拿等。根据临床观察，这些疗法可以在一定程度上止痛，但对改善关节活动受限作用不大，而在全麻下用手法松解，以恢复关节活动范围的方法属于创伤性治疗。

阳掌拍打疗法在止痛和改善关节活动受限方面均有明显效果，且是非创伤性治疗，安全有效。从拍打出的病理产物来看，左肩局部外有风邪，内有瘀阻，以形伤为主，累及气血，而气血不通又加重形伤，形成恶性循环。阳掌拍打疗法可以快速、大面积抽出经络瘀堵之邪，恢复气血流通，解除"不通则痛"的状态，从而扭转恶性循环，促进组织修复，快速止痛。患者肩痛缓解后，关节活动仍受限，考虑关节内组织已有广泛粘连，阳掌拍打疗法通过有节奏、深层次的振动，可以从宏观层面松解关节的粘连；而拍打时手中之气可以借势冲进络脉中，以加强疏通经络的作用，从微观层面松解粘连。两者合力，可以有效地改善患肩的宏观结构和微观循环障碍，从而彻底治愈肩周炎。当然，患肩经过拍打治疗后，其组织的修复是需要时间的，在此期间要避免"劳复""感复"。

（七）腕关节挫伤案

吴某，女，60 岁。

主诉：腕关节疼痛 3 周。

患者 3 周前不慎跌倒，左手掌着地，出现腕关节活动受限，局部有压痛肿胀。DR 未见骨折。局部敷药、中药外洗 2 周后，腕关节疼痛减轻，但局部仍肿胀，腕关节尺侧周边的牵扯痛仍比较明显，第 4、5 指活动时牵扯感加剧。

查体：患者体型较瘦，双手瘦削，腕关节周边的肌肉较薄，局部有压痛，痛处局部肌肉并不紧张，肤温正常。

西医诊断：腕关节挫伤。

中医诊断：痹证（痛痹）。

治疗：拍打曲泽、少海周边。拍打后，未见明显瘀点，但牵扯痛消失。

1 周后随访，已无明显不适。

病案讲解：患者的牵扯痛是由于腕关节挫伤后局部软组织与筋膜损伤，局部外用药后肌腱仍有轻微错位造成的。考虑到直接拍打腕关节周边可能会比较疼痛，于是尝试循肌肉走向，在曲泽周边拍打。这次拍打时间不长，不到 5 分钟，皮肤也未见明显的病理产物。但是患者活动腕关节，发现牵扯痛已经基本消失，遂停止拍打，结束治疗。当病变局部不适宜拍打的时候，需选择其他合适的拍打部位，这是阳掌拍打疗法的一个特点。如何选择部位，有几点可供参考：①循经选穴，即根据病变部位所属经络的走行，按照"是动则病""在其经治其病"的原则，选择此经络的远端穴位进行拍打。②从经外奇穴和经验性用穴上，可以选择合适的拍打部位。③根据组织解剖结构，选择肌肉对应的痛点。这种痛点的选择，结合了西医学神经、肌肉、骨骼等相关理论，已在临床上广泛应用。

（八）第 3 腰椎横突综合征案

患者，男，35 岁。

主诉：左侧腰部酸痛半年。

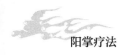

现病史：半年来反复左侧腰部酸痛不适，劳累后加重，左侧下肢无疼痛，余正常。

检查：左侧第 3 腰椎横突处局限性压痛，可触及一纤维性硬结，常可引起同侧臀部及下肢后外侧放射痛，左侧直腿抬高试验阳性、加强试验阴性，下肢肌力感觉正常。

西医诊断：第 3 腰椎横突综合征。

中医诊断：痹证（痛痹）。

治疗：选患侧第 3 腰椎横突阳性反应处拍打，治疗时间约 10 分钟。开始拍打时，皮肤刺痛；随着拍打逐渐深入，左侧腰部疼痛明显缓解；治疗完毕后，疼痛减少八成，自觉拍打处有发热感。拍打局部皮肤色黑瘀肿、毛孔粗大。（彩图 4-32）

病案讲解：第 3 腰椎横突综合征是指第 3 腰椎横突及其周围软组织的急慢性损伤、劳损，以及感受风、寒、湿邪，产生无菌性炎症、粘连、变性及增厚等，刺激腰脊神经而引起腰臀部疼痛的证候群。

本病好发于青壮年体力劳动者，男性多于女性。该病临床检查时，有以下几个要点：①局部压痛：患侧第 3 腰椎横突处有局限性压痛，有时可触及一纤维性硬结，常可引起同侧臀部及下肢后外侧放射痛。②局部肿胀：早期横突尖端部肥厚，呈现轻度肿胀。③直腿抬高试验可为阳性，但加强试验为阴性。④腰椎 X 线检查未见异常。

拍打治疗后应注意以下几点：①腰部束宽皮带，对防止腰部过度损伤有一定作用。②治疗期间，避免腰部过多地做屈伸和旋转活动。③注意局部保暖，防止过度劳累。

由于该病病程较长，而且患者往往是一边治疗，一边照常工作，导致治疗效果欠佳。为了提高疗效，应采取综合措施，如指导患者进行功能锻炼可解除腰部肌肉痉挛，松解粘连，消散瘀肿，促进腰腿功能的恢复。

（九）肱骨外上髁炎案

李某，男，38 岁。

主诉：左肘外侧疼痛无力3周。

现病史：患者长期从事水电工的工作，3周前出现左肘外侧疼痛，近期前臂出现无力感。当地诊所予以外敷药膏、口服止痛消炎药，未见明显缓解，遂来我科就诊。

诉肘外侧疼痛呈持续渐进性发展，在做拧衣服、扫地、端水壶等方向性动作时疼痛加重，疼痛有时可向前臂、上臂放散；前臂无力，握力减弱，甚至持物脱落；肘外侧、肱桡关节处、环状韧带处有明显压痛，无肿胀，伸肌腱牵拉试验（Mill 征）阳性，抗阻力腕关节背伸痛阳性。

西医诊断：肱骨外上髁炎（左侧）。

中医诊断：肘劳（气滞血瘀）。

治疗：根据病变部位周围选穴拍打的原则，拍打左侧曲池、尺泽、手三里等压痛点及周边（彩图4-33）。拍打部位附近出现瘀肿后，循着瘀肿继续拍打，直到瘀肿成片。

给予患者单次治疗，后续随访，患者左肘外侧疼痛改善八成，病情稳定，未再加重。

病案讲解：肱骨外上髁炎，又称"网球肘"，是指肱骨外上髁伸肌总腱起点附近的慢性损伤性炎症，可归于中医"伤筋""筋痹""肘劳"等范畴。

西医治疗本病常使用封闭方法，但长期疗效不佳，而阳掌拍打疗法则可以弥补这些不足。具体治疗只需要拍打前臂的曲池、尺泽和手三里等压痛点及周边区域。如果前臂有肌肉萎缩，可以加拍内关、外关、郄门、温溜和偏历等穴位。如果拍打部位附近出现瘀肿，那么沿着瘀肿继续拍打，直到瘀肿扩大成片为止。在拍打引起瘀肿后，一部分患者可能会感觉疲劳并想要休息，类似于运动后或重体力劳动后的感觉。这是正常的反应，休息后会自行改善。

（十）落枕案

王某，女，40岁。

主诉：颈痛伴有活动受限1天。

现病史：患者诉今早起床后，左侧颈肩疼痛不适、左侧转动受限，走路震

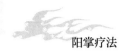

动时颈痛加重。无头晕、恶心、呕吐，无上肢痹痛。

查体：左侧颈肩疼痛、肌肉紧张，左侧颈部棘突多处压痛，肩井处微肿胀、压痛，左侧转颈困难（仅10°），臂丛牵拉试验阴性。

西医诊断：颈部急性扭伤。

中医诊断：落枕（寒邪内犯）。

治疗：阳掌拍打肩井、百劳穴，每点拍打约5分钟，出大量瘀点、猪皮样表现。治疗后，颈部疼痛、活动受限明显改善（彩图4-34）。嘱患者睡觉时选用一个适宜的枕头，高度在8～10cm，并做好颈肩防寒保暖，不要长时间对着电风扇吹风。久坐伏案工作时，要经常起身抬头活动颈部，如做"米"字操，防止颈肌疲劳痉挛、慢性劳损。

次日随访，患者述早晨睡醒后疼痛基本消失，夜睡好。颈部拍打后出现的瘀斑已消散，表皮有少许疼痛（属于治疗后常见反应），转颈活动超过45°。

病案讲解：落枕主要表现为颈肩疼痛、颈部活动受限，以及颈周围的胸锁乳突肌、斜方肌、菱形肌及肩胛提肌等处的压痛。在紧张的肌肉处，可以触到肿块和条索状的改变。治疗方法包括直接拍打肩井、百劳穴。如果效果不理想，可以根据经络辨证选择三里、臑会等穴位进行拍打。在临床上，应根据患者的体质和当前的状态综合评估，然后决定治疗方案。如果患者对拍打耐受力较差，需要注意避免引起晕掌。

（十一）主动脉支架植入术后发热、肩痛案

马某，男，50岁，广州增城区居民。

2021年1月3日上午11时，患者无明显诱因出现剧烈胸背痛，双下肢无力，大汗淋漓，无晕厥，无腹痛腹胀，无呼吸困难，无腰痛血尿，至广州市增城人民医院就诊，做主动脉血管成像（CTA）示主动脉夹层（Stanford A 型）。为进一步治疗，遂转至南方医院住院。入院后查心脏彩超：①符合高血压病心脏改变；②符合主动脉夹层动脉瘤（Stanford A 型）；③主动脉瓣反流（中度）；④左心功能正常。1月4日在全麻下行低温体外循环下脉置换＋主动脉弓部置换＋降主动脉支架植入＋主动脉根部-右心房分流＋左股动流术，手术顺利。

2月5日查心脏彩超：①符合高血压性心脏病改变；②主动脉瓣、二尖瓣及三尖瓣反流（轻度）；③左心收缩功能正常，舒张顺应性减退。术后病情稳定，于2月8日出院，回家中休养。

患者住院期间，1月8日在拔除尿管及胸腔引流管后，出现发热。给予物理降温及口服布洛芬处理，之后发热反复不退，综合辅助检查结果考虑为尿道感染。经过抗感染治疗，临床检验指标恢复正常，但患者仍然发热，且具有周期性，每日下午3时左右体温升高，最高39.5℃左右，至清晨体温降至37℃左右，每日如此。

西医诊断：①主动脉支架植入术后发热；②急性肩袖损伤。

中医诊断：①发热（湿温发热）；②痹证（痛痹）。

1月22日，患者经朋友介绍延请诊治。因其仍在住院，无法面诊，询问得知上述病情后，观察照片，可见舌暗红、苔灰黑（彩图4-35）。辨证为湿温发热。中药处方如下：苦杏仁10g，白蔻仁10g，薏苡仁30g，厚朴10g，法半夏10g，通草5g，滑石30g（先煎），石膏20g（先煎），苍术10g，鱼腥草10g，藿香10g（后下），荆芥穗10g（后下），佩兰10g，青天葵10g。7剂。

首诊（7月19日）：患者来广东省中医院面诊，诉出院至今仍每天下午3时左右开始发热，最高体温达39℃左右，一旦体温超过37.5℃，便觉头晕，一直持续到清晨方可降至37.2℃（全天测量体温几乎没有低于37℃）。根据辨证，先后用了补中益气汤、小柴胡汤、青蒿鳖甲汤等方药，患者服药期间下午3时仍有发热，但最高体温基本在37.5℃，偶尔到37.7℃，基本没有超过38℃。

二诊（10月30日）：患者诉双侧肩周疼痛，手不能上抬，因疼痛剧烈，夜间无法入睡（评估VAS 7分）。嘱患者就近去医院做双侧肩关节X线检查，以排除骨质问题。

三诊（11月8日）：述近来依然发热，最高体温39℃，全天体温没有低于37℃，依然是下午3时开始体温升高，至夜里体温才有所下降。近期因双侧肩关节疼痛，影响夜间睡眠。查患者双臂后抬及前举因疼痛而受限，肩关节无明显压痛点，右侧肩胛部肌肉比左侧稍有萎缩。

治疗：在双侧肩关节部位行阳掌拍打疗法。治疗后，患者皮下出现大范围

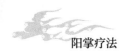

硬块，表皮颜色红、黑，以瘀邪为主。治疗后，患者自觉疼痛有所减轻（彩图4-36，彩图4-37，彩图4-38）。告知患者治疗后注意事项。患者因服用中药时间过长而拒服汤药。

四诊（11月23日）：患者述上诊过后，双侧肩关节疼痛已经明显缓解，尤以左肩疼痛改善明显，夜间可以入睡，左肩VAS 3分，右肩VAS 4分，双侧肩关节活动度增加，但仍受限，要求继续行阳掌拍打治疗。

治疗：因上诊拍打治疗后患者左侧肩部疼痛明显好转，右侧肩部仍有明显疼痛，本次主要继续拍打右侧肩部（彩图4-39，彩图4-40）。

五诊（12月23日）：患者诉双侧肩关节疼痛已经缓解，仅在手臂上举幅度较大的时候觉少许疼痛不适、可忍耐，睡眠可，VAS 2分，二便正常。自第二次接受阳掌拍打治疗后，患者体温下降明显，最高体温未超过37.5℃，最低体温则曾下降至36.7℃（患者体温记录见彩图4-41），头晕已很少出现。

治疗：阳掌拍打左侧肩胛部及右侧三角肌、肩部（彩图4-42，彩图4-43）。

后随访，患者体温一直没超过37.5℃，已无明显头晕，双肩关节也无明显不适。

病案讲解：本例患者为阳掌拍打疗法弟子诊疗的案例，主动脉夹层手术后持续发热约10个月，临床已排除由感染因素所导致。阳掌拍打治疗肩关节炎后，体温竟也意外随之下降且无反弹，具体原因尚不得知。结合临床，考虑患者因体内植入了人工血管，人工血管作为异物存在人体中，有可能导致身体出现类似排异反应。而拍打治疗对局部的刺激，也有利于改善这种免疫排斥，有可能通过免疫机制，整体调节，改善了患者发热情况。这一理解，供同行参考。

（十二）带状疱疹后遗神经痛案

谭燊尧、张浣天老师运用阳掌拍打疗法治疗带状疱疹神经痛及后遗神经痛已有40多年经验，成功治疗了上千例患者，少则1～2次拍打，多则10余次拍打，大部分病例都能治愈。其弟子学习了老师的经验后，也能在临床上取得很好的疗效。下面介绍几则不同类型带状疱疹后遗神经痛的病例，分享阳掌拍打疗法治疗该病的思路及经验。

案例一 朱某，男，66岁。

首诊：2018年11月8日。

主诉：左背部带状疱疹后遗感觉异常3年。

现病史：患者3年前左背部患带状疱疹，愈后遗留局部感觉异常，表现为皮肤感觉过敏，不喜衣服覆盖，常有蚁咬感。天气变潮湿时，症状更明显，睡觉时因怕触碰左背部而不喜平卧，常取右侧卧位，导致右侧颈肩部劳损而多次就诊。曾行火针、梅花针、拔罐、刺络放血等治疗，缓解后又复发，不能根治，就诊前处于放弃治疗的状态。

刻下：局部感觉过敏，有蚁咬感，天气变化时明显，VAS评分1分。

查体：局部未见皮损及色素沉着。用手触摸大小圆肌，未发现局部有硬结及压痛点，触摸周围的三角肌后束、中斜方肌及背阔肌等，也均无压痛点，按压第1～7颈椎棘突及横突无压痛；使用棉条触碰局部皮肤，患者出现感觉过敏，可诱发局部麻木感。

西医诊断：带状疱疹后遗神经痛。

中医诊断：痹证（痛痹）。

治疗：局部疼痛部位给予阳掌拍打治疗。拍打10下左右，患者局部开始出现偏鲜红色的瘀痧；继续拍打瘀痧处，直到出现猪皮样的皮肤改变；然后扩大拍打范围至完全覆盖患者有不适症状的部位。整个治疗约拍打8分钟，部位呈现红肿，以热邪、瘀邪为主。（彩图4-44）

治疗1次后，患者局部感觉异常消失。随访1年，未再复发。

病案讲解：本病例患者的主要临床表现是神经感觉异常。通过触诊，可以判断患者的病位限于局部，层次仅在皮部的神经末梢，属于比较浅的层次，所以采用局部拍打即可。事实也证明，在拍打了10次左右后，局部开始出现瘀痧，这时需要增加深度，待拍打呈猪皮样皮肤改变后，再扩大范围直到覆盖整个皮损区域，也就是先深度再广度。该患者拍打出的瘀痧颜色较鲜红，以热邪

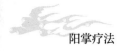

为主，如果需要用药的话，可以据此组方。但我们观察到患者出痧非常充分，估计不需要再用药。果然，仅拍打治疗了 1 次就解决了患者 3 年的痛苦，说明我们的诊断与治疗思路是正确的。我们的体会：对于局部麻木等感觉异常，在阳掌综合疗法中，选择阳掌拍打是最有效的方法。治疗思路相对简单，就是哪里麻就拍哪里；拍打力度也不需要太大，相对容易出痧痧；治疗后的护理也相对简单，让其自然散痧即可。

案例二 某女，48 岁。

首诊：2019 年 4 月 8 日。

主诉：左腹胸背带状疱疹后遗神经痛 2 年。

现病史：患者 2 年前无明显诱因开始腹痛，数天后在疼痛处开始出现疱疹；随后疱疹沿着肋弓一直往背部发展，呈束带样分布。经抗病毒、补液、针灸等各种治疗后，疱疹愈合，但遗留自发性、阵发性的放电样疼痛。痛觉高敏，衣服触碰或转腰动作均可诱发，且发作不定时，频繁时每日发作 10 多次，轻时 3 ～ 4 天发作 1 次，后经针刺、按摩等治疗后好转，但未能痊愈。曾服用加巴喷丁，因不耐受其副作用，且不能完全制止放电样疼痛，故未能坚持服用。

症状特点：阵发性放电样疼痛，痛觉敏感。发作时 VAS 4 分。

查体：从腹部开始至背部可见束带状分布的色素沉着，局部皮肤粗糙（彩图 4-45）。

西医诊断：带状疱疹后遗神经痛。

中医诊断：痹证（痛痹）。

治疗：阳掌拍打左腹部，局部红、黑、痧肿，以湿邪、瘀邪为主（彩图 4-46）。

第 1 次治疗后，当天拍打的局部皮肤疼痛，散开更大片的痧痧，但皮下没有走窜痛，皮肤痛持续 2 天；痧痧渐散后，放电样疼痛发作亦随之减少，转腰或用棉纱触碰色素沉着区域，未诱发放电样疼痛。痧痧消退后，遂在相同部位进行第 2 次阳掌拍打治疗。从拍打情况来看，局部仍是以湿邪、瘀邪为主。

第 2 次治疗后，局部皮肤疼痛消失。痧痧逐渐散去后，转腰或触碰均未再

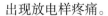

出现放电样疼痛。

随访1年，患者未再发作疼痛，局部也没有感觉过敏现象。

病案讲解：这是一个非常成功的案例，仅通过2次阳掌拍打治疗，患者即痊愈。该病例的特点是疼痛呈阵发性，而且部位不固定，属于神经的异常放电，与痛觉过敏有关，这也是神经疾患治疗中的难点。

根据患者局部皮肤色素沉着可知，其疱疹范围非常大。通过询问患者获知，疱疹开始发生的部位在腹部，我们通常把最开始出疹的部位称为"蛇头"，这里往往是疱疹病毒浓度最高、停留时间最长的地方，也是神经末梢最容易被侵犯且损伤最严重的地方。因此，治疗这种阵发性而又不固定的放射痛时，我们首先从"蛇头"入手。此案第1次治疗就选择拍打"蛇头"部位。治疗后发现，患者的放电样疼痛就有所减少，痛觉过敏也得到改善，这时就需要"守法"，巩固疗效，所以第2次治疗依然是拍打"蛇头"部位，让体内的邪气透出得更彻底。从治疗效果看，这样的诊断及治疗思路是正确的。

此外，临床上也可发现，针对部分患者使用相同的力度拍打，但拍打出来的皮肤改变却不一样。同一拍打部位分别见到青瘀色、暗红色、暗褐色等不同的皮肤改变，毛孔也是有些地方粗大，有些地方细小。阳掌拍打疗法一般会通过拍打后局部皮肤的表现来判断病邪的性质，拍打后局部皮肤出现不同的颜色说明有不同的病邪共同作用于局部，这是带状疱疹后遗神经痛难治的主要原因。如果只是单独使用药物，很难兼顾这么多性质不同的邪气。

案例三　欧阳某，女，63岁。

首诊：2020年3月9日。

主诉：腹股沟区带状疱疹后下肢牵扯痛1年。

现病史：患者1年前患左腹股沟带状疱疹，痊愈后出现下肢活动时诱发腹股沟附近牵扯痛，并有瘙痒、异物感，影响生活质量，曾多次进行针灸、刮痧、按摩等治疗，症状均未能消除。

症状特点：疼痛与下肢活动相关，以牵扯痛为主；伴随局部感觉异常，疼痛发作时程度不重，最严重时VAS 2分。

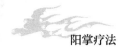

查体：活动下肢后，下腹部近腹股沟处有深触痛。

西医诊断：带状疱疹后遗神经痛。

中医诊断：痹证（痛痹）。

治疗：阳掌拍打左侧腹股沟近阴毛部位，拍打至局部出现小块样隆起瘀痧。

治疗1次后，患者走路牵扯痛消失。随访1年，未再复发。

病案讲解：本例患者疱疹起于腹股沟间，疱疹病毒侵犯肌皮神经而引起疼痛，其特点是活动下肢诱发疼痛。查体时需要对会影响下肢活动的肌肉进行触诊，包括上述提到的腹部肌群（腹外斜肌、腹内斜肌、腹横肌等）及下肢内侧的内收肌群（耻骨肌、短收肌、长收肌、大收肌等）。检查发现，其腹内斜肌及腹横肌有触痛点（深触痛），这样治疗深度就要到相应的层次。本案患者需要拍打的局部皮下脂肪较多，因此拍打层次也较深，这样在拍打前，就需要调整好患者及医生的体位，以方便发力。我们采取患者15°卧位，医者站在患者左侧，用右手进行拍打，拍打深度以出瘀痧为准，在局部出瘀痧后再扩大拍打范围。因为诊断定位准确，故只治疗1次就达到了痊愈的满意效果。

案例四 谭某，女，66岁。

首诊：2021年9月9日。

主诉：发现皮肤疱疹并局部疼痛2周。

现病史：患者2周前侧腹部开始出现疱疹，随后沿着腹部及后背发展，呈束带状分布，局部疼痛，影响睡眠。经过抗病毒、营养神经治疗后，疱疹逐渐结痂，但疼痛依旧；服用加巴喷丁止痛，效果欠佳，疼痛影响睡眠，疼痛发作最严重时VAS 6分。

主要症状：自发性、阵发性放电性疼痛，痛觉敏感，VAS 6分。

查体：腹部、背部疱疹、结痂及色素沉着并存；使用棉线触碰皮损处，局部感觉减退（彩图4-47，彩图4-48）。

西医诊断：带状疱疹后遗神经痛。

中医诊断：痹证（痛痹）。

第1次治疗：阳掌拍打结痂部位旁，局部以瘀邪为主（彩图4-49）。拍打后患者仍有疼痛感，最严重疼痛发作时 VAS 4 分，痛觉敏感度有所下降。

3 天后进行第 2 次治疗，阳掌拍打病灶色素沉着处，局部散见瘀点（彩图 4-50）。拍打后，疼痛缓解明显，疼痛最严重时 VAS 0～1 分。

第 3～6 次治疗：拍打无疱疹、已脱痂的皮肤处，覆盖所有的病变皮肤。

经过拍打治疗，患者疼痛完全缓解，停用止痛药，随访 1 年无复发。

病案讲解：这是一个典型的带状疱疹急性期疼痛病例。带状疱疹急性期，病灶处有疱疹及结痂，不适宜拍打。所以本病例第 1 次拍打部位是结痂皮损的旁边，虽然没有达到痊愈效果，但 VAS 评分有一定程度的下降，痛觉敏感度也有所下降，提示在皮损处不适宜拍打的情况下，拍打皮损旁边的正常皮肤，也能起到一定的止痛效果。当患者疱疹消退及脱痂后，就可以对病变部位进行拍打治疗。本病例是沿着带状疱疹的皮损分布，分 5 次进行拍打治疗的，每次拍打均以出瘀痧为度。从拍打皮损旁正常皮肤与拍打病变皮肤的出瘀效果中可以看到，有病变的部位能拍出较多瘀痧，没有病变的部位则较难拍出瘀痧，而治疗效果与出瘀痧是否透彻有关。出瘀痧透彻，治疗 1 次后，局部疼痛即可完全缓解；出瘀痧不透彻，则可能需要 2 次或多次治疗。拍打次数取决于局部疼痛或感觉异常改善的情况。拍打深度则以局部出现猪皮样的皮肤改变为准，然后再扩大拍打范围，但第 1 次的拍打范围不宜过大。治疗过程中，需要观察患者拍打后的反应，这体现了阳掌拍打疗法中的应机守变观。因为本病患者多为老年人，新陈代谢能力弱，恢复较慢，我们会根据患者对拍打局部的疼痛感觉是否能忍受、治疗后患者是否疲倦、瘀痧消散时间长短等情况来决定下一次拍打的范围。如果瘀痧消散时间较长，提示患者正气较弱，需要分多次小范围治疗；如果患者承受度较好，可以适度扩大拍打范围。此外，如果拍打后患者局部感觉虽有改善但未痊愈，就可以在此处进行第 2 次拍打治疗，直到痊愈为止。

附：阳掌拍打疗法治疗带状疱疹后遗神经痛小结

（1）带状疱疹后遗神经痛是难治之症，其发病机制一般认为与神经外周敏化、中枢敏化、局部严重反应刺激等有关。目前西医的治疗主要以缓解症状为目的，常用的方法包括药物治疗和神经介入治疗等。药物治疗，如钙通道调

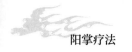

节剂（普瑞巴林、加巴喷丁）、三环类抗抑郁药（阿米替林）、5%利多卡因贴剂等，虽然有一定的止痛效果，但如疲倦、便秘、胃肠道反应等副作用往往难以被患者接受；神经介入治疗，如神经阻滞、选择性神经毁损、鞘内药物输注等，虽然对部分患者有效，但对于范围广泛的多神经支配的带状疱疹后遗神经痛，则效果一般。中医治疗方面，单纯拔罐、刮痧、理疗等方法往往限于局部皮肉筋膜及经脉，而对于深层次的病理产物不能有效祛除，导致短期疗效明显而长期疗效不甚理想。近年来的临床研究表明，推拿有助于改善血液循环，加速致炎致痛物质、酸性代谢产物的清除，从而产生治疗和镇痛效果。

阳掌拍打疗法为本病提供了新的治疗方法。从我们的临床实践观察，大部分患者都能达到"气血以流"的经络通畅状态而痊愈。阳掌拍打疗法与传统叩击类拍打手法相比，用掌面拍打更容易调动腕关节、肘关节、肩关节甚至髋关节的力量而发力，渗透力更深，施术者受到的反击力更少，使操作更持久，因此更容易将病邪引出体表。对比于刮痧、拔罐，阳掌拍打疗法随着施术者功力的加深，可以到达更深的治疗层次；与传统针刺相比，阳掌拍打疗法则能更集中于局部，针对性更强。

（2）从谭、张两位老师从医50余年诊治上万例痹证患者的临床实践观察，阳掌拍打治疗后，拍打部位出现的病理产物会随病情不同而有不同表现，不同患者病理产物的消散时间不同，从几天到数周不等。阳掌拍打疗法是通过外力协助躯体排出病邪，并且调动患者机体的调节能力。带状疱疹后遗神经痛多由正气虚弱、正邪相争所致，阳掌拍打治疗渗透性强，能将病邪引出体表。患者在治疗后，通常感觉拍打部位有微微的灼热感，这是阳掌拍打后促进了患者的新陈代谢，是在祛邪的同时补虚，所以治疗效果更佳。

（3）从以上4个病例，我们可以管窥阳掌拍打疗法在临床治疗带状疱疹神经痛中的应用要点。首先查体非常重要，医者要用双手从浅入深触摸病变组织，只有分层定位，才有助于分层治疗；其次是治疗要应机守变，"机"在本病中以出痧瘀为标准，以患者的症状改善程度为调度，医者据此选择是"守"（维持原处治疗）还是"变"（扩大治疗范围或更改别处治疗）；再次是遵循动态的整体观，每一次的治疗均着眼于局部而纵观整体，整体既包括与局部组织

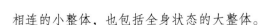

相连的小整体，也包括全身状态的大整体。

（十三）局限性神经性皮炎案

患者梁某，女，38岁。

首诊：2022年3月29日。

主诉：腹部局限性皮肤瘙痒1年。

现病史：患者1年前因精神紧张出现腹部皮肤瘙痒，巴掌大范围，无皮疹，无红肿热痛，搔抓后瘙痒能减轻，但反复发作，出汗、疲劳及月经前后症状加重；反复搔抓导致局部皮肤粗糙，感觉迟钝，后发展到搔抓无法止痒而到皮肤科就诊。给予激素等药物涂抹及口服抗过敏药，无明显效果，遂来就诊。舌淡红，苔薄白，脉弦偏浮。

西医诊断：局限性神经性皮炎。

中医诊断：瘙痒症（气虚夹风）。

查体：可见腹部局部皮肤色素沉着，触摸干燥粗糙，稍高于周围皮肤。

治疗：直接对病变皮肤进行拍打，可拍出暗红色风团样瘀痧及红刺样斑痧，拍打范围覆盖整个病变皮肤（彩图4-51）。

效果：拍打后局部肤温升高，瘙痒消失。

治疗后护理：禁烟酒、辛辣刺激食物，避免热敷、涂油、按摩治疗过的皮肤，让皮肤自然散瘀，治疗后注意早睡、多休息。

随访1年，患者未再发局部皮肤瘙痒，皮肤颜色恢复常色。

病案讲解：神经性皮炎又称为"慢性单纯性苔藓"，其发病与精神神经因素密切相关，是一种慢性炎症性皮肤病。本病以瘙痒为主要症状，严重者影响患者的睡眠及生活质量。该病治疗以外用激素类药物为主，较难根治。本病例病变范围较小，经过1次拍打治疗，达到1年症状未发，取得满意的治疗效果。治疗该类疾病，拍打疗法治疗成功的关键是有效拍出瘀痧，并且出瘀痧的范围需要覆盖病变范围。根据我们的经验，多数轻症患者经过1～2次治疗后就能够长时间维持缓解甚至痊愈；而较严重患者治疗次数和时间需要加强，更甚者可配合针刺、艾灸等其他疗法。

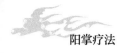
（十四）心脏早搏、心悸案

叶某，男，39 岁。

患者因自觉胸闷不适 1 周，于 2021 年 8 月 10 日到医院就诊。检查动态心电图提示房性早搏 13555 次 /24 小时。给予对症处理，患者自觉症状改善不明显，于 2021 年 11 月 29 日至我门诊就诊。患者诉目前仍有心悸发作，发作不定时，无发热恶寒，无咳嗽，无头晕不适。自觉腹部胀满不适，进食后胀满加重，伴少许胃酸反流；胁肋部少许闷痛，不剧烈，无压痛。口干口苦，大便烂，小便黄。

既往体健，无高血压、糖尿病等病史，近期无上呼吸道感染病史。舌红，舌边尤甚，脉弦紧。复查动态心电图提示房性早搏，13952 次 /24 小时。

西医诊断：心律失常（房性早搏）；慢性胃炎。

中医辨证：心悸（肝火扰心）。

处方：龙胆泻肝汤加减。龙胆 10g，栀子 10g，黄芩 10g，泽泻 15g，通草 5g，车前子 10g，当归 10g，生地黄 20g，柴胡 10g，甘草 10g，龙骨 30g（先煎），牡蛎 30g（先煎），磁石 20g（先煎），柏子仁 10g，五指毛桃 10g。

二诊（2021 年 12 月 6 日）：患者服药 1 周，心悸有所好转，腹胀不适减轻，仍有少许胃酸反流，进食量较多时加重，傍晚尤甚，大便不成形，小便色黄减淡。舌稍红，脉弦。

处方：四君子汤加减。陈皮 10g，法半夏 10g，党参 1g，茯苓 10g，炙甘草 10g，砂仁 5g（后下），木香 10g（后下），白术 10g，龙骨 30g（先煎），牡蛎 30g（先煎），决明子 10g，香附 10g，磁石 30g（先煎），五指毛挑 30g，桂枝 10g，泽泻 30g，青皮 10g。

在双侧内关处行阳掌拍打疗法，局部以瘀邪为主要表现（彩图 4-52，彩图 4-53）。

此后患者每周复诊 1 次，中药汤剂以疏肝健运脾胃、补心安神定志为主，结合双侧内关穴阳掌拍打，患者自觉症状逐渐好转。2022 年 1 月 25 日，复查动态心电图提示房性早搏 7275 次 /24 小时，后续进一步治疗。

病案讲解：阳掌拍打疗法除了用于关节、肌肉性疼痛外，在某些内科疾病中也可以起到辅助作用。根据我们多年的临床观察，阳掌拍打疗法在治疗失眠、心律失常，以及许多免疫性疾病方面都曾取得较好的效果。本案患者心律失常，初诊单用中药治疗，效果不佳，后配合应用阳掌拍打疗法而取得明显的效果。

阳掌拍打综合疗法对于早搏的治疗，具有起效快、疗效持久的特点，适用于早搏发作频繁、对药物不敏感的病例。拍打穴位的选用，可在辨证、循经取穴的基础上，加上内关穴、心俞穴。由于穴位范围较小，因此拍打时医者需要很好地控制手指，一是落点要准确，二是范围要小，而这正是阳掌拍打不同于其他徒手拍打法的优势所在。阳掌拍打疗法以手指背侧末端对穴位或者病患处进行拍打，其着力点大小和皮肤接触面的范围均可灵活选择和控制。如针对骨骼间隙或单个穴位就可以采用单个手指拍打，尤其是借助手指背侧指甲部位，相比指腹来说，不会造成手指回弹，并且更容易发力，力度渗透性好，从而达到良好的治疗效果。

2021 年 12 月初，笔者突发室性早搏 1 周，经服中药后有所好转。12 月 21日下午，由于前一天晚上熬夜，早搏又突然多了起来，自己明显感到不适。因为当时身边无对症药物，中药煎煮又需要时间，情急之下，想到了阳掌拍打疗法。于是笔者分别对双侧内关进行拍打，未曾想拍了大约 5 分钟，居然在内关穴出现了一个很大的包块。拍打结束后约半小时，症状明显缓解，早搏几乎消失，此后也极少发作。笔者再一次亲身体验了阳掌拍打疗法的疗效。

（十五）下肢静脉曲张案

林某，中年女性。

首诊：2018 年 8 月。

患者因工作性质需经常久站，于 4 年前开始出现双下肢浅表静脉显露、伸长，迂曲而呈曲张状态，虽自行穿弹力袜，但仍不能阻止静脉曲张发展，后逐渐发展为网络状曲张静脉，从小腿开始，逐渐延伸至大腿前侧、后侧。除了影响美观而不敢穿短裤或短裙子外出外，久站后还会出现下肢麻肿感，偶有足踝

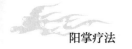

部凹陷水肿。抬高下肢睡觉后，次日可自行消肿。

刻诊：久站后自觉下肢麻胀感，无疼痛，无下肢发凉，无其他不适。

查体：下肢肤温正常，足背动脉搏动好，下肢无触痛，双下肢散在网络状浅表细小静脉迂曲，呈局灶性，静脉曲张病灶遍布大小腿（彩图4-54）。

西医诊断：双下肢静脉曲张。

中医诊断：筋瘤（气虚血瘀）。

治疗：从小腿后侧开始，对准局灶的静脉团进行拍打，拍打10余下，可见皮肤呈猪皮样增粗，局部隆起，原细小静脉增粗，后出瘀癜。每次拍打1～2处静脉团，直至拍打出皮肤改变并出瘀癜为止（彩图4-55，彩图4-56，彩图4-57）。拍打结束后，叮嘱患者多休息，可穿弹力袜，局部瘀癜待其自然散瘀，不需要热敷、涂药等。每周拍打1次，如果上一次拍打部位的瘀癜未散尽，则可另选他处进行拍打；若瘀癜已完全消退，而局部仍有静脉曲张团，则可进行第2次拍打。

下肢经过4次拍打后，可见静脉曲张团明显变稀疏，近腘窝处的静脉曲张团明显减少、变平变浅（彩图4-58，彩图4-59）。先后共拍打22次，患者下肢静脉曲张明显好转，即便久站，下肢的麻胀感也非常轻微，基本没有出现下肢水肿。

病案讲解：原发性下肢浅静脉曲张是指病变范围仅限于下肢浅静脉的情况，其主要表现为浅静脉的伸长，迂曲和曲张。该病多发生于从事持久站立工作、重体力劳动或久坐少动的患者。西医治疗该病的方法包括手术和非手术保守治疗。非手术治疗包括促进静脉回流、避免久站久坐和使用弹力绷带包扎，以及注射硬化剂和处理并发症。在临床上，该病的早期和病情发展期除了避免久站久坐和使用弹力袜外，尚没有特殊的药物治疗方法。待病情进一步发展，静脉曲张呈蚯蚓状或蛇形改变时，可以考虑进行硬化剂治疗甚至手术。在本病例中，患者在使用弹力袜后，病情进一步发展，但又没有达到静脉硬化治疗的程度。我们通过阳掌拍打疗法，不仅阻止了病情的进一步发展，还消除了大部分曲张静脉团，为本病增添了一种有效的治疗手段。

根据多年的临床经验可知，阳掌拍打疗法不仅适用于像本病例这样的多发浅小静脉团，而且适用于无静脉血栓形成的呈蚯蚓状或蛇形静脉曲张。下肢静脉曲张呈压力性改变，治疗上选择从小腿开始拍打。当解除了下部的静脉曲张后，上部的静脉曲张也会有一定程度的减轻。当完成下端的静脉曲张治疗后，再往上继续进行拍打。我们观察到，拍打治疗静脉曲张时，局部很容易出现瘀痧，这可能与病变层次较浅有关。当瘀痧散尽后，原曲张的静脉团会变浅、变平甚至消失，这可能与拍打改变了下肢静脉侧支循环有关。临床上有部分患者反馈，在阳掌拍打后会感到疲倦，这可能与血管修复和建立侧支循环需要耗能有关，也存在拍打过程中患者持续高度紧张造成耗气伤神的可能。因此，在拍打过程中需要控制治疗量，一般每次拍打不超过 2 个部位。此外，治疗后应建议患者少走动、多休息，并可配合服用补气类中药或食疗。在静脉曲张大部分消除后，建议患者在久站时穿弹力袜以巩固疗效，减少复发。

（十六）痛经案

陈某，女，30 余岁。2021 年 3 月 28 日因痛经 1 天来诊。

患者腰酸，小腹持续性隐隐作痛，阵发性加剧，疲乏，影响生活和工作，纳眠一般，大小便正常。舌淡红、胖，有少许齿印，苔白，脉弦。平素月经周期 28～32 天，经常月经来前痛经，经来后缓解，血块多，暗红色，量尚可，经期 3～7 天。上次月经 2 月 28 日，现在感觉月经要来而不出。

西医诊断：痛经。

中医诊断：痛经（肾虚血瘀）。

治疗：阳掌拍打命门、肾俞附近。拍打处皮肤变化以湿、瘀为主，拍打完患者即感腰腹部暖暖的，腰酸及腹痛均缓解。

后随访，患者述治疗完第 2 天感觉体力渐渐恢复，疲乏感减轻，3 月 30 日晚正常来月经，痛经未再发作。

病例讲解：痛经为最常见的妇科病症之一，可分为原发性痛经和继发性痛经两类。西医对原发性痛经的治疗主要是对症处理，以止痛、镇静为主。

中医学认为，痛经与冲任、胞宫的周期性生理变化密切相关。其主要病机在于邪气内伏或精血素亏，更值经期前后冲任二脉气血的生理变化急骤，导致

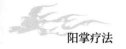

胞宫的气血运行不畅，"不通则痛"，或胞宫失于濡养，"不荣则痛"。本案患者痛经辨证属气虚肝郁，气滞血瘀，阻滞经络。冲任、胞宫与肾经、督脉关系密切，而患者腹痛部位也在命门、肾俞二穴附近，故治疗选择在这两个穴位附近进行拍打，通过温振督脉和肾经来温暖胞宫、疏通冲任二脉，并祛除湿瘀等病理产物，疏通局部经络，从而缓解症状。拍打处出现的湿、瘀病理产物对辨证处方用药也有帮助。

（十七）阑尾炎案

张某，男，35岁。

患者6年前在苏丹杜维姆大桥工地工作，突然出现腹痛、恶心，去当地医院就诊。给予抗生素及止痛药治疗无效，且症状加重，遂被送至我驻外工地医疗队诊治。

查体：体温38.5℃，痛苦面容，腰背弯曲，腹肌紧张，板样腹，全腹压痛、反跳痛，以右下腹明显，腹部未叩及明显移动性浊音，腹部听诊肠鸣音活跃。

西医诊断：急性阑尾炎，腹膜炎，阑尾穿孔？

中医诊断：肠痈（气滞瘀阻）。

治疗：由于医疗队没有手术条件，送回国治疗风险也太大，故建议转至当地医院手术治疗，但被患者拒绝。于是决定先采用阳掌拍打疗法与静脉滴注抗生素结合的保守治疗方法，争取能减轻症状后及时送回国内治疗。第一次拍打阑尾及大肠俞两个穴位，局部各出现一直径2cm的大紫红色包块。拍打后，患者腹痛减轻，第二天腹肌紧张好转，压痛、反跳痛明显减轻；3天后，患者活动和饮食恢复自如，仅有右下腹压痛、反跳痛并可触及条索状包块。遂停止拍打治疗，继续静脉滴注抗生素3天，症状逐渐消失，为避免意外，遂安排患者回国。患者回国后立即到当地医院行阑尾切除术，术中及术后病理检查仅发现阑尾轻度充血反应。

病案讲解： 阑尾炎可归入中医"肠痈"范畴，是由于饮食不节、肠道寄生虫或寒温失调等因素导致肠胃受损，运化失职，糟粕积滞，生湿生热，气血不和，以致气滞瘀阻而成。其基本病机主要包括气滞、瘀凝、湿阻、热壅。除了局部产生充血、肿胀、坏死等症状外，阑尾炎还会引起经络穴位中的湿热瘀阻，及时清除湿热瘀阻则是治疗的关键所在。

　　阳掌拍打治疗阑尾炎正是通过拍打患者相应的经络穴位，祛除瘀滞在内的湿热，促使经脉气血恢复正常运行。拍打部位可选择相关的经络穴位，如阑尾、大肠俞、小肠俞、足三里等。其中，阑尾穴为经外奇穴，位于足三里穴直下 2 寸，膝髌以下约 5 寸，胫骨前嵴外侧一横指处，是治疗阑尾炎的常用穴位。治疗时用手掌背面的 2～5 个指末节轻轻拍打选定的经络穴位，直到局部出现红或黑紫色的肿块。一般一次拍打 1～2 个穴位，一天拍打 1 次，两侧穴位交替进行。

第五章　阳掌点穴通络灸法

一、疗法概要

阳掌点穴通络灸法是阳掌综合疗法之一，练功是其基础。医者通过练功后，手中带气，施灸时通过手法用气把艾灸的药力和温热之力导进经络穴位中，以补充患者的正气；同时调动患者自身的经气来调整体内的气血阴阳，从而起到扶正祛邪、治病保健的效果。其操作手法和治疗量的判断指标也与其他灸法不同。

二、操作方法

（一）手法——悬灸法

阳掌点穴通络灸法采用的是悬灸法。首先点燃艾条，选好穴位，一手食、中两指叉开轻轻放于穴位两侧，另一手持点燃的艾条在穴位上方合适的高度熏灸穴位。当穴位两侧的手指感到温热适中时，将艾条稍远离穴位，用食、中两指按揉穴位，让温热及药物之力慢慢渗透进去，调动机体的经络之气以扶正祛邪。每个穴位如此反复操作，以达到治疗量为度。施灸时，揉按穴位是阳掌点穴通络灸法区别于其他灸法操作的一个显著特点。

（二）施术技巧

艾灸时手指按揉穴位的力度要适中，不能过轻也不能过重。过轻则浮于皮肤，不能很好地导热入里；过重则易僵滞，僵滞则气不通而以力为主，也不能很好地导热入里。那如何把握好按揉手指的力度呢？这里有一个初步的技巧，就是肩臂、手指放松后自然下垂时的重量，此时肩臂、手指自然松沉，气力通顺直达指尖，以这个力度按揉穴位，气力结合恰到好处。

（三）治疗量的判定

普通艾灸一般以皮肤红晕为度来判断是否达到治疗量。然而在临床实践中，我们发现有些患者即使局部皮肤出现红晕，但只是觉得局部皮肤表面烫，并没有内部温热舒适的感觉。与此不同的是，阳掌点穴通络灸法要求施灸者在操作后达到灸穴局部皮肤肤色不变，但手触之则感觉皮肤温暖，似有微微汗出，但肉眼却看不到汗，表明温热已渗透到病灶或穴位里面。这就是达到了治疗量，也就是我们通常所说的"灸透了"。初学者往往达不到这种要求，在施灸过程中难免会出现皮肤红晕而内里无温暖舒适感的现象，只有不断反复地练习才能逐渐掌握。一旦掌握了这种方法，在施灸时，患者可明显感觉到局部内里甚至全身都温暖舒适。

三、注意事项

1. 操作时要谨慎小心，避免烫伤。
2. 皮肤破损处不能施灸。
3. 有皮疹的地方不能施灸。
4. 实热病变非功力深厚、经验丰富者不能施灸。
5. 灸后嘱患者注意保暖，避免吹风受凉；1 小时后方可洗澡，避免用冷水。

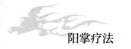
扫二维码 9、二维码 10 观看阳掌点穴通络灸法操作视频。

二维码 9　阳掌点穴通络灸法（大椎穴）　　二维码 10　阳掌点穴通络灸法（腹部）

四、验案举例

（一）支气管扩张咯血案

叶某，女，82 岁。

首诊：2007 年 10 月 4 日。

患者年轻时曾患肺结核及支气管扩张，肺结核已治愈，但会间断咯血，自服云南白药胶囊可缓解，有时咯血严重需入院治疗。近几年，每年冬天天气寒冷的时候，均因肺部感染、支气管扩张并感染住院治疗，春节均在医院度过。接诊时，患者消瘦，声低体弱，自觉疲劳，活动稍多就觉气促，精神、胃纳一般，进食速度慢，二便调，睡眠一般，汗多，怕风怕冷，易感冒，腰痛，有腰部和腿部分离的感觉。舌淡暗，苔薄白，脉弦数、沉取无力。

查体：未见"三凹征"，未见颈静脉怒张，胸廓对称无畸形，双肺呼吸音减弱，可闻及散在细湿啰音，以双肺底明显；心率 98 次 / 分，律齐，未闻及杂音；双下肢无浮肿。

西医诊断：支气管扩张症。

中医诊断：咯血（气虚不摄）。

治疗：因患者怕针刺，又不愿意服中药，故给予灸法治疗。取穴如下：大椎、身柱、双风门、双肺俞、双肾俞、命门、腰阳关、次髎、双期门、中脘、鸠尾、神阙、气海、关元、双合谷、双列缺、双内关。

治疗期间，艾灸穴位局部出现皮肤温暖、似微微汗出的情况，表明治疗强度足够。灸身柱时，患者感觉有暖气从背部缓缓蔓延至双手腕。

二诊（2007 年 10 月 8 日）：患者已觉腰部和腿部连接了起来，活动较前稍灵活，但仍有整体虚弱感。

之后除特殊原因外，患者一直坚持每周 1～2 次灸疗，直到 2017 年，患者整体情况都稳定下来。其间只有 3 年春节因肺部感染、咯血而入院治疗。

病案讲解：患者高龄，久病体虚，属虚劳之疾，其形、气、神均已渐渐衰败，要想治愈不太现实，故将其治疗目标定在了缓解症状，提高生活质量，减少入院次数。所选灸穴大都在督脉、任脉上，且多为俞穴、募穴，可以强壮脏腑、调和阴阳。每次施灸时，患者的灸穴局部都会很快出现皮肤温暖、似微微汗出的情况，或者患者治疗时正在出汗，随着灸疗的进行可以见到汗出在慢慢减少直至停止。这也说明患者以虚证为主，皮肤腠理很疏松，灸疗易达到治疗量，效果也明显。但由于患者形体已衰败，不能很好地保存和利用调动起来的经气，因此治疗效果维持时间不长，症状容易反复。

（二）颈部肌肉拉伤案

周某，男，32 岁。

首诊：2022 年 1 月 19 日。

患者晨起拉窗帘时，感觉拉伤右肩及颈部，随后出现向两侧转头困难伴疼痛，抬头低头受限，因而来诊。

查体：双侧胸锁乳突肌及双肩井穴附近较硬，以右侧为甚，且有较多压痛点，项部肌肉无明显紧张感、条索及硬结。

西医诊断：肌肉损伤。

中医诊断：痹证（痛痹）。

治疗：针刺右外劳宫、大椎、双风池及右肩颈部的一些压痛点，针后患者转头幅度增大、疼痛减轻，低头时有后背牵拉感，抬头无力，难以抬起。查项部肌肉松软无力，触诊有陷下感，无明显紧张感，局部按压仍酸痛，局部肤色稍暗、缺少光泽。予艾灸大椎及整个项部后，患者低头已无不适，抬头也较前自如。嘱回去好好休息。

第二天随访，患者已痊愈。

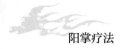
病案讲解：*此案患者证属虚实夹杂，因虚致实。始因局部气虚，主要病位在气，气伤而影响形体活动，所谓"气伤痛，形伤肿"。因是新病，故应该以实证为主，但从检查看，患者项部表现出明显的虚证，如抬头无力、触诊肌肉松软无力有陷下感，视诊肤色暗、缺少光泽。这是局部督脉及足太阳膀胱经经气不足，不能充养肌肉腠理、润泽皮肤，导致局部肌肉无力、弹性减弱。因此，一个很平常的拉窗帘动作都能把肌肉拉伤。而转头困难伴疼痛，以及检查双侧胸锁乳突肌及双肩井穴附近较硬，以右侧为甚，且有较多压痛点等，则都是实证的表现，即因虚致实。治疗上，先予针刺泻实以松解紧张的肌肉，患者转头困难已明显减轻，但仍抬头无力，说明实证已缓，就要转治作为病因的气虚了。此时如继续用针刺来补气也是可以的，但起效会慢且不明显，而灸法有明显的优势，正如《灵枢·经脉》中所言："陷下则灸之。"用阳掌点穴通络灸法直接温补阳气，使局部的督脉及足太阳膀胱经经气渐渐充盈，继而充养肌肉腠理而使病愈。*

（三）自主神经功能紊乱案

周某，女，59岁，大学教授。

首诊：2014年5月2日。

患者2年前因过度操劳后出现头晕，不能活动，经校医按摩治疗后，头晕好转，但转身、转头时仍可诱发头晕，患者仍坚持讲完当天课程。当天晚上突然出现心跳、出冷汗、头晕、气短，以及人不能动、不能说话等症状，家属测其血压160/66mmHg，脉搏130次/分，丈夫为其按摩穴位后（具体穴位不详），症状稍减轻，可以说话，随即由"120"送往医院。查头颅MRI提示左基底节、双侧额叶脑梗死。其他检查提示右颈动脉先天性狭窄，左颈动脉狭窄。经治疗后，病情稳定，出院回家。但上述症状仍反复发作，平时即使症状不发作，患者下床也需丈夫扶持，多次到医院诊治，均不能改善。曾有一段时间服用个体诊所中医师所开方药，病情逐渐好转，可自行下地，上厕所也不用丈夫扶持，2013年7月至2014年清明节前这段时间状态最佳。2014年清明节晚上给先人烧纸钱时，因户外风大，第二天又开始发病，心跳、出冷汗、头晕、气短、不能动、不能说话，觉得身体往外冒冷气，1～2小时后可缓解；不发作时，仍觉头晕，整个人有飘荡的感觉，气短，不能大声说话，下床需丈夫扶持，严重时每天要发作数次。发病这两年中，患者常服附桂理中丸、十全大补丸和冬虫夏草制剂等，自诉2天前服用阿胶后胃纳变差，今天中午服用少量红参粉后出现痰多上涌的情况，需经常吐痰（既往曾服用西洋参而出现严重头晕不适）。

刻下：患者头晕、气短、怕冷，觉身体往外冒冷气，大便约每天3次、呈稀水样（近2年多是如此），小便可，口干欲饮，不能思考问题，不能集中精力看书、看手机，否则就会感觉胸闷、心悸、头晕。觉头皮变厚，左头顶常觉麻木，胸中烦热，自年轻时起即眠差、多梦。舌淡胖有齿印，苔薄黄白，脉沉。

查体：大椎穴附近、双肩部、颈椎部皮肤肥厚，肤色晦暗无光泽，触之偏韧而无正常组织的弹性，肤温偏低。颈部不敢随意活动，否则会加重头晕、心慌、恶心等症状。部分胸椎压痛（约第3、第7胸椎棘突）。

西医诊断：①脑梗死后遗症；②颈椎病；③自主神经功能紊乱。

中医诊断：脏躁（枢机不利，阴阳失调）。

分析：患者病程较长，症状反复难愈，病情复杂。其症状很大一部分反映出"神"的受损，如不能思考问题，不能集中精力看书、看手机，觉头皮变厚，左头顶常觉麻木，觉身体往外冒冷气等。《素问·生气通天论》中曰："阳气者，精则养神。""神"是需要气来养的，"神"受损则肯定伤及气而出现气短、稀水便、胸中烦热等症状。体查大椎穴附近、双肩部、颈椎部皮肤肥厚，肤色晦暗无光泽，触之偏韧而无正常组织的弹性，颈部不敢随意活动等表现就提示"形"的受损。患者形、气、神三者均受损，而以神伤表现突出，所以治疗的主要目标就是要调神。具体方法就是通过调气以调神，气顺则神安，气旺则神足，气行则血行，气血得充则形体康健，形体康健则气顺而神安。

治法：转枢气机，透邪外出，温阳固表，潜阳安神。

处方一：阳掌拍打大椎。

处方二：阳掌指拍贯气针法。双风池，左合谷、列缺、内关。

处方三：柴胡10g、黄芩10g、法半夏10g、甘草10g、大枣12g、生姜2片、党参10g、桂枝10g、白芍12g、当归10g、煨葛根15g、栀子10g、生龙

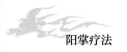
骨 15g（先煎），生牡蛎 15g（先煎）。2 剂。

病案讲解： 如前分析，患者伤神表现突出，治疗上通过调气以调神。大椎为手足三阳经与督脉之交会穴，而督脉总督一身阳气，用阳掌拍打此穴，可以振奋阳气，疏通关键穴位的络脉，打通气机升降出入的通道以达到气顺的效果，同时阳掌拍打还有一定的补气作用。患者神伤气乱时间长，卫外不固，已有外邪入里表现，予针刺双风池及手三针祛风邪、疏通表里。方予小柴胡加龙骨牡蛎汤合桂枝汤加减，以转枢气机，透邪外出，温阳固表，潜阳安神。患者病情复杂，单靠方药见效较慢，古人云："有诸内者，必形诸外。"故治疗上除了从"内"着手，内服药物外，也可同时从"外"配合，运用阳掌拍打等外治法调整经络脏腑功能，内治外治协同作用可以起到更好的治疗效果。

二诊（2014 年 5 月 5 日）：患者昨天下午 2 点半午觉后，发作心跳，气短，汗出，乏力，脉搏每分钟 70 余次。嘱原药方照服。心跳不久后缓解，晚上 11 点多汗出止，晚上睡眠可。冒冷气的感觉，自服第一剂药好转后，未再反复。今天早上睡醒，可自行下床（以往均需丈夫帮助），午觉后无发病（以往多在中午 2 点多、晚上 11 点多发病）。现口干、胸热、有痰等症稍减，纳可，大便烂、无水样便；舌质同前，苔黄白，脉双寸偏浮，余均沉。常欲哈欠而上不来气，接连打 10 多个哈欠后觉胸闷、气短不适，服少量红参粉可缓解。以往如果有欲解大便的感觉时，则发病严重，而且时间长。

处方一： 阳掌指拍贯气针法。双风池、左合谷、左列缺、左内关。

处方二： 柴胡 10g，黄芩 10g，法半夏 10g，甘草 10g，大枣 12g，生姜 2 片，党参 10g，桂枝 10g，白芍 12g，当归 10g，竹茹 15g，栀子 10g，生龙骨 20g（先煎），生牡蛎 20g（先煎），黄芪 12g。2 剂。

三诊（2014 年 5 月 7 日）：患者昨日服上药 1 剂 1 次 4 小时后，觉头稍胀、有点上吊的感觉，耳鸣加重（几十年耳鸣病史），睡前吃少许食物后缓解，昨晚眠可。今早起来觉精神好，舒服很多，眼睛视物较前清晰，哈欠少了很多，耳鸣缓解跟平时一样。今早继服昨日所剩药物 1 次，1 小时后又出现昨日反应，但很快就缓解了。

治疗： 上方黄芪减为 6g。

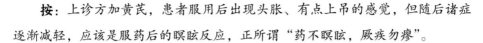

按：上诊方加黄芪，患者服用后出现头胀、有点上吊的感觉，但随后诸症逐渐减轻，应该是服药后的瞑眩反应，正所谓"药不瞑眩，厥疾勿瘳"。

四诊（2014年5月9日）：患者服用上方1剂，无头上吊的感觉，亦无耳鸣加重，今早大便先成形后溏，纳可，小便可，眠可，痰晨起始黄成块，之后变白稀，口干，仍少许头晕，但较前几天减轻，哈欠2个、顺畅。仍不能集中精力思考问题及看书、看手机。舌淡胖、有齿印，苔薄白，脉沉，双寸稍起。

治疗：上方还有1剂，嘱服完再诊。阳掌指拍贯气针法同前。

按：以上四诊，患者症状明显好转，说明诊治思路正确而有效，故守法守方。

五诊（2014年5月10日）：患者昨晚胃不适，有饱滞感，眠差，自服保和丸后缓解。今天间有胃部轻微疼痛，头晕、发冷、出汗、心跳、耳鸣进一步好转，大便成形更多，无哈欠，动作较前灵活轻快，痰减少，觉上胸至咽部热，下胸冷，口干欲饮，纳可，口苦（一直如此，以往还有口酸，现无口酸），间有头部游走性轻微痛。舌同前，脉稍起。体查大椎穴附近、双肩部、颈椎部皮肤仍肥厚，肤色晦暗无光泽，触觉偏韧而无正常组织的弹性，肤温偏低，颈部不敢随意活动。体查结果和初诊相比无明显改变。

处方一：阳掌指拍贯气针法。双风池，大椎，右合谷、列缺、内关，左足三里、阳陵泉、丰隆。

处方二：阳掌点穴通络灸法。双风门、双肺俞、双风池、双中接、大椎、身柱、双期门、中脘、鸠尾、水分、神阙、气海、关元。

处方三：柴胡10g，黄芩10g，甘草10g，大枣12g，生姜2片，党参12g，桂枝10g，白芍10g，当归10g，竹茹15g，生龙骨15g(先煎)，生牡蛎15g(先煎)，黄芪6g，茯苓12g。2剂。

病案讲解：患者经前四诊治疗症状明显好转，但体查颈肩部异常仍变化不大，提示患者气机虽有所改善，但"形"的方面改善不大，正如前所述："形是气和神的载体，气是沟通形与神的媒介，神是通过气来统御形体的主宰。"如果"形"没有得到改善，"气"和"神"就如无根之木，无所依附，就算短期症状改善，也不会持久，很容易出现反复，这正是久病常有的特点。故此诊在

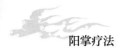
治疗方案上要有所调整。孙思邈曰:"汤药攻其内,针灸攻其外,则病无所逃矣。方知针灸之功,过半于汤药矣。"可知方药与针灸等外治法各有所宜。一方面,方药有效,故继续守原方意拟方治疗,而内服药在调形方面效果不佳,故同时加入灸法治疗。根据颈肩部体查结果分析,患者内有太阳膀胱经及督脉经气不足,外有寒湿之邪阻滞经络,导致气机的升降出入受阻;选穴上就以太阳膀胱经、任脉、督脉上的穴位为主,所选督脉及太阳膀胱经的穴位均位于颈肩部的病位上,这些部位用手触摸感觉好像有一层"硬壳"。若采用一般的灸法,通常只能灸到表皮潮红,很难"灸透",对经络穴位的刺激作用有限。而应用阳掌点穴通络灸法,虽然起初也会感觉温热之气难以渗透进皮肤内部,但随着揉灸手法的配合,可以感觉到表皮的"硬壳"慢慢变软,温热之气也逐渐渗透进皮肤深层,这时患者可以感觉到局部皮内温温热热,非常舒服。当灸到手触局部皮肤温暖,似微微有汗出,但肉眼却看不到汗的时候,说明这个穴位已经灸"透",治疗量够了,就可以换灸下一个穴位。需要再次强调:施灸时,揉按穴位是阳掌点穴通络灸法的一个显著特点,也是与其他灸法在操作手法上的不同之处。通过这个手法,可以用气把艾灸的药力和温热力导进经络穴位之中,更快更深地灸"透"穴位,更好地发挥"破壳"的作用。

六诊(2014年5月29日):患者汗出减少,恶风感减轻,左下肢冷同前,昨天已能连续上楼(以往上一级楼梯就要停一下)。有一天下午,曾连续用电脑约40分钟后才觉得肩背部发紧。大便成形较前多,每天1次,纳可,痰同前,喉热减。昨晚眠可。查体大椎穴附近、双肩部、颈椎部皮肤肥厚减轻,肤色较前稍有光泽,触诊局部的"硬壳"感变软,肤温仍稍低。颈部活动较前轻松自如些。

处方一:针灸取穴同前。

处方二:柴胡8g,黄芩8g,炙甘草10g,大枣12g,生姜2片,党参10g,桂枝10g,白芍12g,当归10g,葛根15g,生龙骨15g(先煎),生牡蛎15g(先煎),黄芪15g,竹茹12g,浮小麦15g。2剂。

另:少许高丽参粉,中药汤剂送服。

经针、灸、方药综合治疗后,患者形、气、神持续好转,体力改善,生活质量提高。治疗原则不变。

2016 年 8 月 16 日随访：患者近几个月在上海，一直都还好。

2018 年 1 月 12 日随访：患者精神爽利，已经恢复工作多时，经常加班到晚上 9 点多。近一段时间恰逢学院院庆，需要主持多项工作，所以工作极忙，有时晚上 11 点才回到家中，但她本人却不感觉疲劳，很快乐。

病案讲解：本案患者是复杂的内科疾病，症状多变，易于反复。通常认为内科病都是以内服药物治疗为主。此患者从中医角度看，已经伤及形、气、神三个层面，三者互相影响，形成了恶性循环。治疗上，就要从打破恶性循环、建立三者间的良性循环着眼，而单纯内服药物显然已难以兼顾三个层面的病变，配合针、灸等外治法直接由外治内，则既可以治疗形的层面，也可以通过形来调节经络之气，从而影响神的层面，如此内治、外治结合，取长补短，对复杂的内科病证非常适宜。谭、张两位老师指出，在此例患者中，艾灸的优势还有如下几点：①患者颈肩大片组织的异常形态提示了大范围的经络不通，单纯针刺很难调动患者的经气达到"气至"的效果。相较于针刺，艾灸可以进行大范围的治疗，并且艾灸除了温通作用外，还有温补的作用，其补虚作用比针刺要强。②病程长而复杂的疾病在治疗出现好转的过程中，往往会受到很多干扰因素影响而出现反复，如外感。本患者体虚，更易感受风寒之邪，而艾灸风门、肺俞、风池、大椎、身柱等穴不仅可以治疗外感，还可加强卫外功能，起到预防作用，是治防结合的好方法。此外，所选用的任脉与督脉诸穴、俞穴与募穴搭配可以强壮先天之本和后天之本，温通的同时又能温补，可以达到"补而不滞、通而不耗"的效果，使治病与保健融为一体。③对于胃肠虚弱或不适的患者，用灸法既可不服药而减轻胃肠负担，又可强壮脾胃，使必须内服之药物更好地发挥作用。

（四）颈椎病案

邓某，男，60 岁。

首诊：2014 年 5 月 29 日。

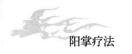

患者因项强、活动受限进行性加重半年余就诊，目前转头、抬头及低头均不能。大便偏烂，夜梦多，纳可，间有干咳。舌淡胖，苔薄白，脉浮缓弦，沉取无力，右寸沉弱。查体见项部肤色晦暗、缺少光泽，局部肌肉紧张伴少许萎缩、缺少弹性；左侧项韧带外可触及一筋结、质韧，边界尚清，活动度差，用力压之局部有少许酸痛感。

西医诊断：颈椎病。

中医诊断：痹证（痛痹）。

分析：本患者主要表现为颈项部活动受限，而头晕头疼、颈肩疼痛不明显，查体可见项部肌肉韧带劳损。从中医角度分析，患者素有肺、脾、肾阳气亏虚，督脉及太阳膀胱经经气不足，因工作、生活劳损项部经筋、肌肉，导致督脉及膀胱经经气不通，日久失养，故出现颈项部活动受限、局部见筋结等症。治疗原则考虑补益肺脾肾以固本，疏通膀胱经及督脉以散结，从而恢复颈项部功能。

处方一：阳掌指拍贯气针法。大椎，双中接，双风池，左项韧带筋结，右合谷、曲池。

处方二：阳掌点穴通络灸法。双风门、双肺俞、大椎、身柱、双中接、筋结及其周围、双期门、中脘、鸠尾、气海、关元。

处方三：桂枝 10g，白芍 30g，大枣 15g，生姜 2 片，炙甘草 10g，葛根 30g，当归 10g，黄芪 15g，五味子 6g。4 剂。

二诊（2014 年 6 月 3 日）：患者项强稍减轻，有梦，大便偏烂，干咳减少。舌淡胖、有齿印，苔薄白，脉弦少许大。又诉近几个月健忘，听力下降。

处方一：针、灸基本同前。

处方二：桂枝 10g，白芍 30g，大枣 12g，生姜 2 片，炙甘草 10g，葛根 30g，当归 10g，黄芪 15g，枸杞子 10g，酸枣仁 10g，怀山药 10g，菟丝子 15g，五味子 10g。4 剂。

三诊（2014 年 6 月 7 日）：患者项强稍改善，睡觉已无梦，余同前。脉弦减，右关稍大。

处方一：针、灸基本同前。

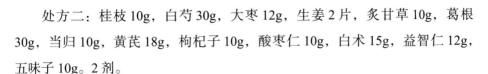

处方二：桂枝 10g，白芍 30g，大枣 12g，生姜 2 片，炙甘草 10g，葛根 30g，当归 10g，黄芪 18g，枸杞子 10g，酸枣仁 10g，白术 15g，益智仁 12g，五味子 10g。2 剂。

四诊至七诊略。

八诊（2014 年 6 月 19 日）：患者头左右旋转轻松很多，但后仰仍感不适；多梦，大便偏烂。舌淡红胖，苔薄白，脉少许弦。查体项部肤色光泽改善，局部肌肉弹性改善，左侧项韧带外筋结变小、较前稍柔软。

处方一：针、灸基本同前。

处方二：桂枝 10g，白芍 30g，炙甘草 10g，葛根 30g，当归 10g，黄芪 15g，白术 12g，茯苓 12g，酸枣仁 10g，枸杞子 10g，海风藤 15g，柴胡 6g，党参 10g。2 剂。

九诊至十八诊略。

十九诊（2014 年 7 月 14 日）：患者诸症改善，一般情况同前。今天在外院查颈部 MRI 提示 C3 ～ C4 椎间盘轻度突出（后正中型），C4 ～ C5 椎间盘膨出，C5 ～ C6 椎间盘突出（右后外侧型），C6 ～ C7 椎间盘突出（左后外侧型），C5 ～ C6 椎体终板炎。

处方一：针、灸基本同前。

处方二：黄芪 30g，党参 10g，白术 15g，甘草 10g，当归 10g，柴胡 10g，陈皮 10g，煨葛根 30g，五味子 10g，酸枣仁 10g，夜交藤 30g，白芍 10g。2 剂。

一直治疗至 2014 年 12 月 8 日，患者左右转头基本正常，抬头及后仰仍少许受限，但基本不影响日常的生活与工作。查体：项部肤色大为改善，肌肉弹性好转，左侧项韧带外筋结仍在，较前缩小和变软。至此治疗告一段落，嘱其进行适当的功能锻炼。

病案讲解：本案患者开始未做颈部影像学检查，仅凭症状及查体考虑为颈椎病，后来的颈部 MRI 证实了该诊断。想通过治疗让该患者的颈部影像学检查完全恢复到正常的水平是很难的，故治疗目标定在了恢复患者颈项部功能，延缓其退行性变的进程上。患者的临床表现虽然主要是颈项部的不适，但治疗一开始就从整体着手，而不是只针对颈项部，这在使用灸法上体现得尤为明显，

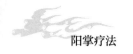

这也体现了中医的整体观。中医认为肾与膀胱相表里，督脉总督一身之阳气，而肾为先天之本，所以膀胱经及督脉经气充足与否和肾中阳气息息相关。该患者督脉及太阳膀胱经经气不足且不通，故艾灸关元、气海以温补肾阳，中脘、鸠尾以温补中州，双期门以斡旋气机，共同起到固本培元以充实督脉及膀胱经经气的作用；再选风门、肺俞以补益肺气，身柱、大椎、中接以温通督脉及膀胱经，艾灸筋结周围以直接温散郁结，兼顾了整体和局部。处方用药上也是兼顾了肺、脾、肾及膀胱经，针刺则协同通经散结。总之，本案是在中医整体观的指导下灵活运用不同疗法综合治疗而取效。

（五）性早熟案

陈某，女，7岁1个月。

首诊：2012年7月15日。

家属发现患儿乳房胀大如鸽蛋2个多月，到当地医院就诊，查激素水平正常。B超检查：子宫前位，宫体前后径1.1cm，肌壁回声均匀，发现已有内膜，未探及明显异常血流信号；右侧卵巢大小约3.4cm×1.4cm×2.0cm，内见6～7个卵泡，最大直径0.7cm；左侧卵巢大小约3.8cm×1.1cm×2.4cm，内见7～8个卵泡，最大直径0.7cm。测骨龄9岁4个月。6月2日查身高121cm，2011年9月身高115cm。头部MRI提示双侧颞区蛛网膜囊肿，筛窦和上颌窦炎症表现。

查体：患儿脉弦，舌红稍暗，苔薄黄略腻。双乳房稍隆起，乳头突出如扁豆，按之有乳核。体形偏瘦，从额头、印堂、鼻、唇到下巴有一约二指半宽的白中带青面色带。

西医诊断：性早熟。

中医诊断：乳痞（肝脾失调）。

处方：柴胡3g，小青皮（打）4g，全瓜蒌4g，炮山甲（打）3g，金银花5g，连翘6g，甘草5g，细凤尾10g，川贝（打）3g，牡丹皮4g，蒲公英10g。1剂。

按：本病属中医"乳痞"范畴。中医认为，女子乳房属胃，乳头属肝，本病的发生多与肝气郁结有关，治疗上也要从这两经入手。患儿脉弦，"从额头、印堂、鼻、唇到下巴有一约二指半宽的白中带青面色带"也提示肝经有问题，故处方中予柴胡、小青皮疏肝解郁散结，金银花、连翘、蒲公英清热解毒散结，细凤尾清热祛湿、解毒消肿，全瓜蒌、炮山甲、川贝通络化痰散结，牡丹皮凉血消瘀散结，从多方面疏肝散结。

方中细凤尾全称细叶凤尾草，为凤尾蕨科植物凤尾草的全草，主要分布于长江流域及陕西、河北等地，味淡、微苦，性寒，入心经、肝经、大肠经，有清热利湿、凉血止血、消肿解毒的作用。《岭南采药录》谓其可治疗气痛热痛，《分类草药性》谓其治痛疮、乳痈，《江西草药》谓其治瘰疬，说明其可清热解毒消肿、行气散结止痛。搭配于处方中，细凤尾能加强全方解毒散结的作用，属经验用药。

二诊（2012年7月16日）：患儿脉弦改善，舌红暗改善，苔薄；自己觉得左乳房隆起稍下去一点；面中间白中带青的色带稍变淡而透黄色。药后症状改善，守方不变，加用灸法以增强疗效。

处方一：柴胡3g，小青皮（打）4g，全瓜蒌4g，炮山甲（打）3g，金银花5g，连翘6g，甘草5g，细凤尾10g，川贝（打）3g，牡丹皮4g，蒲公英10g。1剂。

处方二：阳掌点穴通络灸法。双肩井、肺俞、内关、膺窗、乳根及背部压痛点。患儿取侧卧位，先背后胸，自上而下。

三诊（2012年7月17日）：患儿脉微弦，舌淡红，苔薄，唇色变淡；乳核明显松软，触之如海绵状；面中间白中带青的色带变淡，透黄色。

处方一：柴胡3g，小青皮（打）4g，全瓜蒌4g，炮山甲（打）3g，金银花5g，连翘6g，甘草5g，细凤尾10g，牡丹皮4g，白术8g，云苓10g。1剂。

处方二：艾灸同前。

按：症状已明显改善，病情向好的方面发展。《金匮要略》中云："见肝之病，知肝传脾，当先实脾。"所以处方上兼顾脾经、胃经以求巩固疗效。

四诊（2012年7月18日）：患儿脉略弦，舌淡红，苔薄，唇色变淡，面中间白中带青的色带继续变淡、透黄色。

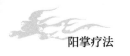

处方一：柴胡 3g，小青皮（打）4g，全瓜蒌 4g，炮山甲（打）3g，金银花 5g，连翘 6g，甘草 5g，细凤尾 10g，牡丹皮 4g，白术 8g，云苓 10g，荷叶 5g。2 剂。

处方二：阳掌点穴通络灸法。膻中，双屋翳、合谷、肩井、肝俞、乳根、期门、足三里、太渊。

五诊（2012 年 7 月 19 日）：症如前。治疗如上（7 月 18 日）。

六诊（2012 年 7 月 20 日）：症如前。今天触诊，双乳核松软；脉平略弦，舌淡红，苔薄黄；面部仍有少许青黄色。

处方一：柴胡 3g，小青皮（打）4g，全瓜蒌 4g，炮山甲（打）3g，金银花 5g，连翘 6g，甘草 5g，细凤尾 10g，牡丹皮 4g，川贝（打）3g，麦芽 6g，山楂 4g，五味子 3g。2 剂。

处方二：阳掌点穴通络灸法。膻中，双屋翳、合谷、天宗、肝俞、期门、乳中、天枢、太渊。

十四诊（2012 年 7 月 28 日）：患儿脉略数，舌边尖红，苔薄白；面色较均匀，仍有点青黄气；胃口好；乳房、乳头外观继续缩小。

处方一：柴胡 3g，白芍 5g，生地黄 6g，白术 8g，云苓 5g，甘草 3g，怀山药 10g，川贝 3g，香附 5g，荷叶 3g，决明子 10g。2 剂。

处方二：阳掌点穴通络灸法。双肩井，大椎，双天宗、肺俞、合谷、太渊、内关、足三里、三阴交、期门，膻中，双乳根、屋翳。

按：症状持续好转，病情已有较大改善，处方慢慢从疏肝散结转向疏肝柔肝、健脾散结，体现了"急则治其标，缓则治其本"的治则。

2012 年 12 月 17 日电话随访患儿母亲，得知患儿乳房大小、软硬均恢复正常，胃口、大小便均可。

病案讲解：本案患儿主要表现为乳房异常发育，骨龄高于实际年龄，综合各方面资料，西医学诊断为性早熟。在治疗目标的设定上，患儿骨龄已不可逆，但可以尝试通过治疗阻止骨龄增长快于年龄增长，第二性征延缓出现，让两者同步。待患儿进入青春期正常发育了，则身高可正常增长，第二性征亦随发育正常出现。

中医四诊合参，辨证属肝郁气滞、郁而化火。气滞久则血瘀、痰湿、郁火凝结成有形之邪，治疗上"急则治其标"，开始即从多方面疏肝解郁、化痰散结、清热解毒消瘀。因小儿"肝常有余，脾常不足"，故一旦郁结的症状改善，就要注意柔肝健脾，不使有余之肝愈亢而不足之脾愈伤，平衡好两经关系以巩固疗效。同时，因无形之气滞易散，有形之积聚难消，故又加用艾灸配合治疗，选穴则是循经远端取穴与近端局部取穴相结合，多为肝、胆经和脾、胃经上的穴位，可通厥阴、阳明两经，理气散结。

第六章　阳掌指拍贯气针法

一、疗法概要

阳掌指拍贯气针法，简称"阳掌针法"，是阳掌疗法中之针刺术，通过练功，提升医者对于气的感悟，借助套管针具施术，指拍针柄进针，行针调气调形。操作过程中，医者着重感受针下组织反应，观察患者反应，医患合一，松弛有度，心中了了，促进脏腑功能改善，整体提升患者身体状态。

（一）整体治疗观

早年学习针灸时，阳掌针法创始人谭燹尧、张浣天接触到了日本泽田派针灸术，深受其影响。他们临证常运用泽田派所提倡的整体治疗观，并具体吸收了泽田派选穴特点。整体治疗观是指医者临证时不被患者局部主诉症状及各种病名所束缚，而着眼于整体五脏六腑的失衡，认为除外伤及传染性疾病外，大部分疾病的发生皆与脏腑经络的异常有关。临证时要注意局部与整体的关系，着重从整体入手进行调治。选穴时要始终固守治疗整体的常用基本穴位，结合局部和对症的穴位，以及经验用穴。此外，整体治疗观还表现为人与自然环境、社会环境的密切联系。临证时，医者的思维不能仅局限于疾病和患者本身，还需考虑自然与社会环境的影响。例如，诊治胃病患者时，通过了解病情，发现其家庭生活压力巨大，即使未表现出典型的气血郁结、心神耗伤证候，选穴思路亦需考虑调气开郁或安神养神等。

总之，阳掌针法治疗的核心思想是通过整体功能的提高去治愈疾病，而非

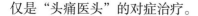

仅是"头痛医头"的对症治疗。

（二）注重络脉

中医认为，络脉系统犹如网络，具有沟通机体内外、渗血灌气、贯通营卫及环流经气的功能。生理上，络脉系统是人体立体网络结构的重要组成部分。病理上，邪气先客于体表之络，然后入里客于经。在疾病早期，通过阳掌拍打或刺络及时祛除络中之邪，可起到阻截病势、防止传变的作用，正如《素问·调经论》中所说："视其血络，刺出其血，无令恶血得入于经，以成其疾。"

邪气长期滞留于经脉，逐渐传入深层的络脉中，正如叶天士所说："初为气结在经，久则血伤入络。"此时的治疗，除了刺皮部表浅之络出血以祛除邪气外，还需考虑如何祛除深层络脉的邪气，以及如何补益络脉空虚的问题。对此，我们的临床思路有以下几点。

1. 刺络穴

刺络穴可根据经络气脉的结构特点来调整深层络脉的虚实。如通过针刺经脉上的络穴，以平衡表里经脉之盛衰。因络穴为本经别走而与表里经相通的起始点，取络穴可通过调节表里经气血，达到调整表里经脉及络脉虚实的目的。如手太阴经气实而手阳明经气虚时，可通过针刺列缺穴调节表里经脉气血平衡。

2. 缪刺法

这是治络病的一种经典刺法，与巨刺法相似，二者均为左痛刺右、右痛刺左。缪刺是浅刺其络，而巨刺是深中其经。缪刺法适用于病痛发生，但人迎寸口脉左右对比及相应经脉触诊并无明显的虚实异常，这时候就可在病痛对侧经络进行缪刺。具体刺法有四：①刺皮部表浅血络；②刺络穴；③刺相应经脉井穴出血；④刺对侧经穴，即根据具体症状选取对侧经脉上的穴位针刺。

3. 药物疗法

络病的药物治疗，不论虚实，总以"通络"为原则。常用药物包括三类：辛味药，可行气通络，走窜透达；虫类药，善入络搜剔，逐瘀散结；酒类药，其性剽悍滑利，活血通络。

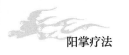
4. 阳掌拍打

络脉从经脉分出乃至孙络，网络人体的整个立体空间结构，分布广而深，药物及针灸治疗有时难以达到预期效果。阳掌拍打治疗，可通过拍打震动，鼓荡并增强患者正气，劲力直透入络，使潜藏络脉及腠理溪谷间的"风瘀痰湿寒热"诸邪由深至浅，从皮部肌腠透达而出。

二、操作方法

（一）诊断法

经络系统是以经脉和络脉为主体，由十二经脉、十二经筋、十五络脉、奇经八脉、十二经别、十二皮部共同组成。经络系统通过经气的运行活动，将人体脏腑器官与四肢百骸联络成一个相对协调和平衡的有机整体，其中临床最常用的是经脉、络脉及经筋系统。经络系统具有反映疾病的特点，临证时当确定需要进针的经筋部位或经络穴位后，便需要通过望穴揣穴，去观察、发现经络上的异常反应并有针对性地进行治疗，直至异常反应消失，从而达到治疗目的。

临床上望穴揣穴的过程，就是通过观察皮肤、肌肉、骨骼形态、色泽、荣枯润燥、筋结络瘀等方面，以深化和完善诊断。

1. 经脉气穴的望诊揣穴

这是针灸医生临证时必须掌握的技能。古人云"不明脏腑经络，开口动手便错"，说的是针灸医生临证时要掌握经络循行与经络病候，根据病情辨经别脉，再对具体的经络进行望诊揣穴。医生临床特别要注重对特定穴的诊查，包括五输穴、原穴、络穴、郄穴、俞穴、募穴、下合穴、八会穴、八脉交会穴等，这些特定穴是全身气穴的精华所在，具有特殊的诊断与治疗作用，其中以原穴的运用最为广泛。原穴大多分布于腕踝关节附近，利于诊查。在正常情况下，脏腑经络气穴的原穴局部气血充盈而柔和，张力正常，无压痛、凹陷、肿胀，无硬结条索，皮肤色泽、温度正常。而当人体发生疾病时，原穴必有所反应，医者可据此快速判断脏腑虚实。《灵枢·九针十二原》中云："五脏有疾也，应出十二原。十二原各有所出。明知其原，睹其应，而知五脏之害矣。"又云："凡此十二原者，主治五脏六腑之有疾者也。"

揣穴触诊是医者用手指或手掌以循、扪、切、按等手法，来探查、感知经络不同层次发生病变的检查方法，主要是偏于形这方面的诊查。除此之外，还要求医者手下对"气"的异常有一定敏感性。经脉穴的位置绝非固定不移，由于体质、病情或时间等常有上下左右之移动，因此，穴位称为"气穴"可能更确切。医者经过阳掌站桩练功训练后，对"气"的敏感性增加，揣穴过程中就可以适当运用对"气"的感知触觉来帮助诊断，真正做到形气相参。在对患者揣穴过程中，手下常可察觉出某个位置出现气机"涡漩""纠结"，或正气虚的"吸引"感、邪气实的"格拒"感等异常，此处通常即为需要下针调治的"病穴"所在。通过局部病穴由浅至深的分层触诊，可大致判断局部病证的虚实、层次表里及寒热风痰湿郁瘀等不同病邪。一般来说，凹陷之处代表虚证，隆起的地方则是实证，但亦有不少局部隆起稍用力按之则有虚陷感，而有的局部凹陷轻按之，却感觉到异常的紧张度，这都属于假象或虚实夹杂。

2. 络脉的望诊与触诊

《内经》中对络脉的诊断及治疗有较为全面的论述。《灵枢·九针十二原》中曰："血脉者，在腧横居，视之独澄，切之独坚。"体表的瘀络，望诊时清晰可辨，触诊则坚硬可别，通过对络脉的观察和切扪，不仅可诊断络脉病变，而且还可根据络脉所属部位及望诊、触诊测知相应脏腑经脉的寒热虚实。一般来说，络脉色青或暗主寒，色鲜红主热，色黑者为病程较长的"久痹"；《灵枢·经脉》中云："凡此十五络者，实则必见，虚则必下。"邪气实则络脉必浮现于体表，正气虚则络脉陷下而不见。

3. 经筋的望诊触诊

这是纠正形态之偏，调节气血脏腑盛衰的重要方法。首先是整体形态结构的观察。《淮南子·原道训》中云："夫形者，生之舍也；气者，生之充也；神者，生之制也。一失位，则三者伤矣。"形、气、神三者联系密切，形体是生命的架构，气血游走填充其中，而神则是控制中枢，指挥着复杂的生命活动，

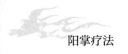
三者如足鼎立，互为因果，形态的偏差会引起气、神的损伤，而气或神的异常也会引起人体形态的失衡。《内经》中强调针经脉气穴，但也有不少篇幅涉及所谓的"解剖刺"，即对形的失衡错乱针刺的方法，如针对皮脉肉筋骨的五脏五体刺法、调节脏腑五体的九针针具，以及《灵枢·经筋》的刺法等。

在望形时，首先观察的是整体形态是否有偏歪不正，可迅速从三个平面观察判断：左右倾斜失衡，如长短腿、高低肩、骨盆倾斜、枕骨侧倾等；水平旋转失衡，如骨盆、肋笼、枕骨等左右旋转；前后失衡，如头部前伸、胸椎后突、腰曲过大等。对整体力线的异常做出大致判断后，再进行针对性的局部检查，如皮肤经筋病变部位色泽、肤温、弹性、松弛、凹陷或隆起，以及比较深在的筋膜、骨膜组织的结聚增厚、条索反应体征，尤其需要关注局部病变的不同层次及张力异常，以指导临床治疗。

临床中，患者多为经脉、经筋、络脉三者合而为病，医者需结合四诊，方可辨明主次，优选治疗方案。在临证时，对三者的鉴别诊断，一般需注意三个方面：①症状：经筋病以五体结构性疾病为主，经脉病与络病以内科病为主；②脉诊：络病与经筋病一般不能从气口脉上表现出来，更多的是在五体触诊中发现异常，以及望诊中发现瘀络，络脉病变还可以参考舌下络脉及耳背络脉做出诊断；③气辨：当发现经筋、经脉、络脉都有异常时，可通过"气辨"来判断主次。如前文所述，经脉病变时的揣穴，在主要病变经筋、异常络脉及异常经脉上感应其"邪气"的程度，可迅速判断当下首先需要处理的方向。

（二）选穴

阳掌针法的选穴遵循传统中医学理法方穴的思维模式。医生需要综合舌、脉、症等信息，根据经络辨证及脏腑病机，辨明表里寒热虚实、气血层次，以及气郁、痰饮、瘀血等，然后进行选穴。阳掌针法注重整体脏腑辨证治疗，选穴简洁，往往选4～5穴，常取肘膝关节以下穴位，且上下肢对侧交叉取穴，以体现整体治疗。阳掌针法常用的整体治疗基本穴如下。

上肢：合谷、列缺、内关、曲池、外关、阳池、后溪、神门。

下肢：足三里、阳陵泉、阴陵泉、丰隆、三阴交、太溪、悬钟、解溪、太冲。

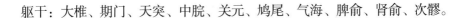

躯干：大椎、期门、天突、中脘、关元、鸠尾、气海、脾俞、肾俞、次髎。

（三）进针法

阳掌指拍贯气针法主要采用管针进针法。这种方法使用金属或塑料制成的小圆管，将毫针置于管内。操作时，左手持针管按在已消毒的穴位上，针尖接触皮肤，右手食指或中指拍击管腔内毫针针柄，使针尖迅速刺入皮下。然后去掉圆管，再用拇指和食指持针，徐徐捻入。采用这种进针方法，可以减少针尖穿过皮肤时的痛感，更主要的是进针过程也是治疗的一部分。医生手指拍针进入人体时，已经开始了对患者信息能量的"调整"。如同阳掌拍打一样，这是一个通过拍击引起患者气血振荡的动作，是对患者形、气、神的干预。

（四）行针法

阳掌拍打疗法主要用于调整机体结构中的形态，而阳掌指拍贯气针刺法则着重于调整有形和无形的气。阳掌针法不过于注重补泻和穴位的特性，行针时要求直刺，以提插为主要行针手法。在行针过程中，针体尽量不要弯曲，以垂直的力量作用于针下异常的感知点。如果需要改变方向，可以将针体向外提一段距离，然后调整角度直刺。这样，气的流动会更加顺畅，临床实践中也发现效果更佳。

与阳掌拍打疗法一样，阳掌针法的思路和心法也是一贯的。医生通过贯气针刺，直接将针力作用于病穴所在的层次，如同石投平湖，泛起阵阵涟漪。医生的针和手指是信息能量的载体，信息能量序列化程度较高的"场能"通过不断扩散的"涟漪"来调节患者紊乱或序列化程度较低的机体信息能量。

三、注意事项

（一）注意观察

针刺时不便随时诊脉或询问患者，此时获取患者气血变化信息最简单而直接的方式就是望诊，尤其是观察患者眼神及眉目之间的变化，正如《灵枢·九针十二原》中所云："方刺之时，必在悬阳及与两卫，神属勿去。""悬阳"即指眼睛，"衡"则是眉目之间，观察这两处的色泽变化，指导用针的刺激强度及时间长短。此外，还可配合询问患者及触摸患者手掌温度，以防出现晕针现象。

（二）使用禁忌

1. 年老体弱患者，刺激量不能太大。

2. 孕妇下腹部、腰骶部及"肩井"穴禁针。

3. 对存在凝血功能障碍的患者，注意避开易出血的穴区及血管，出针时要及时压迫。

扫二维码 11、二维码 12 观看阳掌指拍贯气针法操作视频。

二维码 11　阳掌指拍贯气针法（手三针）　　二维码 12　阳掌指拍贯气针法（廉泉）

（三）关于"得气"与"气至而有效"

《灵枢·九针十二原》中云："刺之要，气至而有效。效之信，若风之吹云，明乎若见苍天。针之道毕矣。"明确提出气至是针灸取效的关键。那么气至究竟是什么？《标幽赋》中说："气之至也，如鱼吞钩饵之浮沉；浮气未至，如闲处幽堂之深邃。"《医学入门》中曰："如针下沉紧胀满者，为气已至。"又曰："如针下轻浮虚滑者，气犹未至。"针刺时，针下出现如鱼吞钩感为得气，得气时患者会产生酸麻胀重的针感，而当这种针感传导至患处时则为气至病所。

我们认为，这涉及对气的感受。通过练功，大部分人对气都能有一定的体会，而针灸的取效，很重要一点就是针者手下是否有气，针身是否为气所裹，气把手与针连成一个整体，针与医者都是气的一个载体。平常的站桩练功，就是通过训练，使医者体内的气血沟通天地，信息能量处于相对有序的状态。练功过程中，要求放松身心，没有刻意补虚泻实的意念，随着练功日久，就能体会到气包裹全身，内外一体，越站越舒服，没有疲倦感。而进行阳掌针法治疗时，就要求医者的意识状态与练功时无异，并没有过多刻意的目的与追求。针刺入患者特定穴位，注意力集中于针尖所传来的信息，通过行针和气的作用，使患者的微观结构及血气能量的低序化状态得到调整，渐渐趋向并恢复到高序化状态。

所谓得气，我们的体会是针刺时，患者常常会出现向各个方向传导的针感，但这并不是医者主观上有意识地通过运针去引导而出现的。医者此时并没有任何预设与目的，意识上更主要的是在感受针下的异常并使之复常。医者针下的沉涩紧感、患者自觉的酸麻胀重，以及传导感并不是最重要的，也不是取效的必要条件，更不是所谓的"得气"与"气至"，这只是针下的结构状态及患者机体接受治疗后所出现的自我调整，这种针下状态与因调整而出现的感受是因人而异的。

"气至"最重要的判断指征，是医者手下、身上，以及患者针处、患处或身上会出现一种"笼罩感""温煦感""冰释""和缓""融合"的感觉，有点类似站桩进入状态时"气"包裹全身的感觉，同时患者症状减轻甚至消失。简言之，医者以针为媒介，连通医患双方的神气，并通过运用一定的手法，使患者经络气血疏畅，出现医患"同频""共振"的感受，针下部位与患处发生"感应"的状态，这就是所谓的"得气""气至"。需要说明的是，这种得气的状态和感觉并非神秘莫测，也非临床刻意求之。在很多针灸治疗过程中，都存在着这种医患气场的沟通，只是这种沟通大多不为医者所察觉。针之道，神之本，通过练功训练，可以提升医者对于针刺过程中得气状态的感知，优秀的针灸师能够基于这种感知进一步调整针刺手法，并对医患气场加以灵活干预，这也是阳掌针法所追求的针刺之道。

（四）关于补泻

阳掌针法不强调补泻，下针之时不做预设，针下"随气运巧""神存于心手之际，可得解而不可得言也"，所谓心中了了，针下难明。阳掌针法着重平

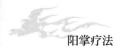

补平泻，不刻意做补泻手法，但操作时需关注针下机体结构与"穴气"的异常，并通过一定的简单手法把结构与穴气调"平"调"顺"，医者本身没有主动去补虚泻实的意识。

四、验案举例

（一）关节疼痛案

陈某，男，38岁。

首诊：2022年5月22日。

主诉：右肘关节外侧疼痛1个多月，左足跟腱反复疼痛多年、加重1周。

现病史：患者为业余运动员，体格健壮，1个月前右手肘关节无明显诱因出现疼痛，以外侧为甚，现手不能提重物，做拧毛巾等动作时疼痛加重。左足跟腱多年来反复疼痛，近1周加重，步行时略疼痛。脉整体滑略弦，双尺缓弱。

查体：右肱骨外上髁压痛，伸肘、握拳、屈腕及前臂主动旋前时诱发疼痛，外上髁外上缘可扪及痛性结节，局部微肿。左跟腱内外侧微肿、压痛（++），跟腱局部压痛（+），足背伸略受限，未诱发疼痛。右前臂伸肌群张力略高，屈肌群张力高，左大腿、小腿后肌群略紧张。经筋经脉检查见右手太阴经、手少阴经前臂段经筋张力增高，左足少阴经、足太阳经小腿段可见肤色稍暗，触诊及"气辨"可见寒湿而有气陷感。

西医诊断：肱骨外上髁炎；跟腱周围炎。

中医诊断：右手太阴、手少阴经筋病，左足太阳经筋病，左足太阳、足少阴经脉病。

治疗：温阳祛湿。

处方：右尺泽、列缺、通里附近刺筋结松解，针刺左昆仑、承山、阴谷。

针后右肘关节外侧疼痛明显减轻，左足跟腱周围疼痛消失。

病案讲解：经筋病迁延日久，也会引起经脉受损。该案患者虽以经筋病症状为主，却是经脉、经筋同病，互为因果，这时就不能单纯以经筋病的思路治疗了，而需根据具体证型选择相应经穴，以达到标本兼治的目的。临床治疗经筋病时，须同时关注可能存在的络脉病变及虚实寒热、气滞血瘀、痰湿水饮等经脉病变。案中触诊及"气辨"发现，患者全寒水冷，结合揣穴亦发现膀胱经火穴昆仑、肾经水穴阴谷有寒陷感，遂针刺之。此外，临床治疗时须考虑"知止"二字，不能只着眼于症状及局部，还要聆听患者身体的声音，最便捷的方法莫过于详细的触诊、揣穴、脉诊及"气辨"，不建议过于追求症状的完全消失。经过治疗，气已平、脉已常，虽症减而未消，也应及时停下，余下的症状可留待下次进一步治疗。如果此时穷追猛打，继续治疗，颇类鞭打瘦牛，患者身体可能要付出更大代价。身体有自我修复的能力，在正确的治疗干预后，身体亦需要修复的时间，当下治疗操作的完成，并不意味着治疗的结束，机体仍在不停地修复。反之，经过治疗后即使症状消失，但诊脉未平、辨气未顺，则仍需要继续治疗，身体很智能、精密，需要治疗者细致观察其真实状态。

（二）湿疮案

刘某，女，42 岁。

首诊：2022 年 5 月 15 日。

主诉：全身散发红疹瘙痒伴渗液 4 个多月。

现病史：患者今年 1 月初无明显诱因出现皮肤瘙痒，全身散发性红疹，抓破后有黄色渗液，曾到皮肤病防治所就诊。注射抗过敏针 3 天病情好转，第 4 天又突然大发作，红疹范围及瘙痒程度均加重，后到广东省中医院就诊。予中药内服、外洗，效果不明显；后外用激素类药膏，有所好转，但停药即发作。近 1 周来，红疹瘙痒明显加重，特别是双下肢，以及腘窝到小腿外侧瘙痒甚，影响睡眠及工作。口不干，吃了中药后一直有点口苦，小便黄，大便正常，心烦，时头痛。

既往史：6 年前在贵州曾发作一次皮炎湿疹，经口服外用激素类药物及抗过敏药治疗后很快痊愈。但此后枕部偶见少许红疹，略痒，去年 4 月注射新冠疫苗后开始有红疹瘙痒全身散发趋势，时作时止，因瘙痒程度较轻，一直未做处理。

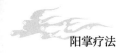

查体：精神一般，皮肤干燥，全身散发红色斑块、丘疹、抓痕、血痂，边界不清，未见水疱及渗液，皮损以双下肢为主，皮损区因搔抓而色暗增厚（彩图6-1，彩图6-2）。舌淡胖，色暗，苔白腻（彩图6-3）。脉整体细弦，左尺濡，右寸关滑弦有力，左关弦，左寸弱。

西医诊断：湿疮（特应性皮炎）。

中医诊断：湿疮（湿热蕴肤，肝胆郁热）。

治法：清热祛湿，疏肝利胆，凉血解毒。

处方一：薏苡仁90g，白鲜皮10g，地肤子6g，虎杖10g，石菖蒲4g，白蔹12g，苍术8g，黄柏6g，牛膝10g，柴胡4g，黄芩3g，白芷6g，百部10g，牡丹皮10g，大枣15g，甘草3g，生姜4g。3剂。

处方二：右肺俞、右心俞刺血，大敦、商阳、百会、四神聪、中渚、合谷、曲池、列缺、阴谷、行间、少府。

刺法：局部揣穴确定层次、方向，直刺得气，平补平泻法。

二诊（2022年5月18日）：治疗后症状明显改善，瘙痒减轻，当晚即能入睡。前晚天气较热，大腿外侧稍有点痒，但不影响睡眠，昨晚开始则基本不痒了。

查体：精神一般。小丘疹，色红，丘疹颜色较前变暗并缩小，未见水疱及渗液（彩图6-4）。舌淡胖，色暗减轻，苔白腻（彩图6-5）；脉细弦，右寸关滑弦减，左关弦减，左寸弱。

证型：湿热蕴肤，肝胆郁热。

治法：清热利湿止痒。

处方一：薏苡仁30g，白鲜皮10g，地肤子6g，虎杖10g，白蔹12g，苍术8g，黄柏6g，牛膝10g，柴胡6g，黄芩4g，百部10g，牡丹皮10g，大枣15g，甘草3g，生姜4g，升麻6g，白芍10g。4剂。

处方二：合谷、列缺、内关、百会、四神聪、廉泉、天突、扶突、中渚、阴陵泉、太溪、足三里、中府、巨阙。

刺法：局部揣穴确定层次、方向，直刺得气，平补平泻法。

三诊（2022年5月22日）：患者症状继续减轻，大腿两侧瘙痒减轻，精神转佳，自述是发病后最轻松舒服的一周。现主要是臀部及胸前仍有少许瘙痒，其他地方基本不痒，睡觉正常，自觉皮肤干。查体见皮疹色较前减淡，未见水疱。舌淡胖，色红，苔略白腻（彩图6-6）；脉细弦，右寸关滑弦，左寸平。

处方一：地肤子6g，虎杖8g，白蔹10g，苍术6g，黄柏4g，牛膝6g，百部10g，牡丹皮10g，大枣12g，甘草4g，生姜4g，浙贝母8g，白芍12g，石菖蒲4g，苏梗6g，五味子6g，珍珠母12g，白薇6g。4剂。

处方二：百会、四神聪、廉泉、天突、扶突、液门、大敦、商阳、合谷、列缺、阴谷、太冲、少府，右期门、章门。诸穴选用阳掌指拍贯气针刺法。

四诊（2022年5月29日）：患者瘙痒减轻，皮疹未见新发，瘙痒以右背及左腘窝为主。自觉口淡，欲食辛辣食品。舌淡胖暗，苔白腻；脉细弦，双关滑弦。

处方一：石菖蒲5g，地榆10g，血余炭10g，升麻6，虎杖10g，牛膝10g，白鲜皮10g，蝉蜕4g，薏苡仁60g，蒲公英15g，牛大力30g，甘草5g，生地黄10g，酸枣仁10g。4剂。

处方二：中渚，公孙、内庭，侠溪、行间，天突、廉泉、扶突，合谷、曲池、列缺，右中府，巨阙。刺法同前。

五诊（2022年6月4日）：瘙痒继续减轻，以右背及左腘窝为主。昨晚因小孩不舒服，导致整晚没睡好，自觉疲倦，今天疲倦感减轻。胃寒感减轻，皮肤干。舌淡略胖，苔薄腻；脉弱细而濡，右尺弱，左寸外浮细略弦。

处方：合谷、曲池、列缺、阳池、内关，血海，关元。刺法同前。

六诊（2022年6月9日）：偶尔双腘窝有点痒，胃寒感基本消失，皮肤干，睡安。双下肢丘疹皮色变淡，未见水疱或渗液，右上臂内侧及左肩胛冈见陈旧性顽固皮损。自述为皮疹初起之处，较首诊时已明显变淡（彩图6-7，彩图6-8）。舌淡暗略胖，苔薄腻（彩图6-9）；脉细濡，双关弦滑。

处方：合谷、曲池、列缺、大陵、外关、侠溪、行间、内庭、公孙、血海。刺法同前。

病案讲解：患者疮疹迁延日久，"诸痛痒疮，皆属于心"，而肺主宣发，外合皮毛，故其病位涉及心、肺、脾、肝、胆等脏腑。首诊急则治标，针方重在

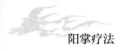

开郁，清散留滞经络及皮部的湿热之邪，给邪以出路，选穴思路则以井穴及背俞为开泄主穴。通过"气辨"五脏募穴，发现右背部气血凝滞不畅；进一步检查，右侧心俞、肺俞指下有纺锤形微肿，故予以局部刺血。大敦、商阳刺血泄中焦郁热，再予百会、四神聪安神，中渚进一步疏利肝胆。在合谷、曲池、列缺原络合配穴中，列缺为肺络，清肺泄热；合谷为手阳明经原穴，曲池为手阳明经合穴，五行属土，为本经母穴，二穴此处合用，可起壮本经经气、通腑泄热、增强机体祛除浊毒的功能。阴谷合水穴，为肾经本穴；行间荥水穴，少府为心经本经荥火穴，三穴配合，共起清心宁神、交通心肾、养阴清热之功。二诊加上了"手三针"——合谷、列缺、内关，此三穴是临床常用的针方。合谷为手阳明经之原穴，阳明经多气多血，手阳明经属庚金，庚金性刚健，具杀伐之气，有开破之力，这也是合谷常作为下手第一针的原因；配列缺，络通手太阴肺经，内关为手厥阴络，通手少阳三焦经，心不受邪，心为君主之官，神明出焉，外邪犯心，心包代心受之。合谷、列缺、内关三穴，能较大限度地覆盖鼓荡手六经气血，简洁实用。中府、巨阙为肺募、心募，亦为快速"气辨"脏腑俞募所知。针灸治疗时，根据具体病情通过思辨得出的思路需与实际诊查经络气穴相结合，尤以诊查为主，随时灵活增减取穴，此所谓"将在外，军令有所不受"。皮肤症状，湿热蕴结，对证应机的治法针方有许多，如何优选？如何考虑最佳切入点？治疗后根据过程演化态势如何继续寻求拨动气血运行的"机点"？如何根据揣穴调整针方？我们常用的方法即前文所述的触诊及"气辨"。在病变主要牵涉的脏腑经络特定穴上进行诊查，形气结合，实现更有针对性的调整与反馈控制。

（三）失眠案

邓某，女，48岁。

首诊：2022年2月20日。

主诉：反复失眠1年余。

现病史：难入睡，每晚断续睡眠时间总长约3小时，易醒，每晚醒2～3次，醒后难以入睡，影响日间状态，自觉疲倦，烦躁，记忆力减退，注意力不集中，腰酸，颈肩酸痛，左足跟略痛。月经周期正常，经前胸胀。

既往史：既往体健，未见明显异常，否认药物过敏史，否认有慢性疾病，未曾服用镇静安神药物。

查体：精神一般，颈肩肌肉紧张，后枕部、双颞部及印堂穴区皮肤张力略高。舌淡红苔腻，脉细滑略弦。

西医诊断：失眠。

中医诊断：不寐证（肾阴亏虚，心脾两虚，痰湿蕴结）。

处方：百会、四神聪，神门、小海，太冲、阴谷、太白，丰隆、内庭，关元。

针刺方法：选用阳掌指拍贯气针法，针刺方式如前介绍。

二诊（2022年2月27日）：仍难入睡，半夜醒次数减少，早晨5点多醒后再难入睡，心烦减，颈肩、腰症减轻，左足跟按压才痛。舌淡红，苔略腻，脉滑弦。

处方：神门、小海，行间，阴谷，印堂、上星，大陵、劳宫，丰隆、内庭，关元。

三诊（2022年3月6日）：入睡好转，凌晨1～3点醒1次，6点多醒后睡不着，心烦及颈肩症减，头痛。3月4日月经来潮后头痛减，腰酸如前，左足跟痛减。舌淡红，苔略腻，脉细、弦减。

针方：百会、四神聪，印堂、太阳、中脘、尺泽，涌泉，行间，神门，大都、丰隆、内庭，关元。

四诊（2022年3月13日）：烦躁大减，疲倦减少，仍凌晨1～3点醒，6点多醒后睡不着，但心烦欲起床走动的感觉没有了，自觉平静了。后枕与眉心时觉酸痛，腰酸痛减少，左足跟痛轻微。舌淡红，苔薄腻，脉细弦。

处方：印堂、太阳、上星，隐白、少商，泻阴谷，太冲、光明，泻神门，水道、天枢。

五诊（2022年3月20日）：症减，精神转好，烦躁少很多，近两天凌晨1～3点不会醒，能睡到6点多方醒。总体感觉平静，后枕与眉心疼痛减轻，后枕痛明显些，腰酸痛，近两天胃痛并牵扯至右肋背。舌淡红，苔薄腻，脉

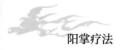

细、弦。

处方：百会、四神聪、太阳，风池，风府，隐白，商阳，涌泉，太冲，光明，神门，水道、天枢。

六诊（2022年3月27日）：症减，烦躁少很多，本周已能正常入睡，凌晨1～2点会醒，但醒后能入睡，6点多醒。后枕略痛，腰酸痛减。舌淡红，苔薄白，脉细浮略弦。

处方：百会、四神聪，大椎，风池，风府，涌泉，太冲、光明，期门，天枢、中脘、气海。

七诊（2022年4月3日）：近日梦多，入睡正常。3天前，右肋下痛伴胃痛，自行刮痧后消失。本周凌晨4点多醒，醒后能再入睡。后枕痛消，颈肩略酸痛。舌淡红，苔薄腻，脉细弦滑。

处方：印堂、百会，隐白，少商，涌泉，临泣，少冲，水道、天枢，期门，肝俞。

患者4月3日后，因疫情防控中途停诊1个月；5月中旬复诊，睡眠情况稳定，复诊主要治疗颈肩酸痛等症。

病案讲解：本案患者失眠证属肾阴亏虚，心脾两虚，痰湿蕴结，神失所养。具体治疗根据病情的变化而选穴组方，其中以百会、印堂为主穴。百会是三阳五会之所在，是安神的要穴；印堂属督脉，有调神醒脑之功。二穴为君。神门为手少阴心经原穴，小海为合水穴，可泻心经之实邪而安神助眠；阴谷为足少阴之合水穴，可补肾阴、滋水以涵木；内庭、丰隆祛湿化痰。诸穴合用，滋肾阴而安心神，畅脾胃而祛痰湿。不寐患者尤须注意诊查头部皮下张力及经筋的异常状态，如后枕部、双颞部及前额部有异常，则可选用风池、风府、天柱、太阳、丝竹空、瞳子髎、耳门、听宫、听会、印堂、睛明、四白、上星等穴位组合，对安神助眠有很大帮助。本案每诊均重视检查其头部各区，并与"气辨"合参，指导具体用穴。刺法则以轻刺为主，行针轻柔，尽量不要引起患者紧张，针尖到达层次及点位后行轻颤法，针后患者描述有放空之感。

第七章　阳掌按摩疗法

一、疗法概述

（一）练功是基础

阳掌按摩疗法是阳掌综合疗法之一，与其他阳掌疗法一样，早期均需要在老师引导下进行一段时间的阳掌功法训练，属于古法按摩范畴。阳掌按摩疗法治病的深度和广度、单次治疗时间的长短和疗效，与施术者的功力有一定关系。要求医者通过长期练功提升功力，如此才可以在施术过程中做到心无旁骛，自然地通过手下感觉体悟到疾病状态，提升疾病辨识能力，进而达到治疗效果。阳掌按摩疗法亦是力和功的双重协同作用，操作过程中要求力发于腰，借手施展，功为潜在的治疗作用，功不足则需要增加力的输出，输出不当容易造成暴力，损伤患者或医者自身。因此，练功至关重要，既可以保护医患双方，也可以通过充分练功而凸显功的作用，功力强劲，临床会省力很多，且治疗效果更为明显。

（二）调形、调气兼具，而以调气为主

以中医的脏腑、经络学说作为理论基础，阳掌按摩疗法施术者不借助器械，而是直接用手法作用于人体体表的特定部位以调节机体生理、病理状况，从而达到治疗目的。按摩疗法根据治疗侧重角度不同，大体可以分为偏于治疗形体病和偏于治疗气病的两种手法。前者如治疗肌肉劳损、肌肉拉伤等骨伤科

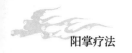

疾病的推拿理筋手法，这类手法讲究劲力的运用，技术精湛者对劲力的运用炉火纯青，四两拨千斤，手法刚柔并用，收放有度，可以收到非常好的治疗效果。后者如小儿按摩、内科按摩手法等，因为这类手法治疗的对象是柔弱的小儿和娇嫩的脏腑，所以不能使用大的劲力，而要讲究以气驱动为主，手法要轻灵温和，既要调动患者气机治疗疾病，又不能因手法刺激而损伤形体。阳掌按摩疗法调形、调气兼具，在中医整体观的指导下，只要运用得当，其治疗形体病和气病均可以取得满意的效果。

（三）补中有通

在阳掌疗法中，针对肌肉劳损、关节损伤等运动系统的疾病，多选用阳掌拍打疗法、阳掌指拍贯气针法或阳掌点穴通络灸法联合治疗。而阳掌按摩疗法更多被用于内科疾病，或体质偏虚、久病体弱者，这类患者多表现出形体和气方面的虚弱，阳掌按摩疗法正可发挥其在补益的基础上进行疏通的作用，属于补中有通而偏于补法。所以在手法上，阳掌按摩疗法多运用按、摩、搓、捏、擦、点、拿、揉法，较少运用击、抖、扳法。

（四）分层定位而治

操作过程中，阳掌按摩疗法遵循分层定位治疗的原则。医者通过对患者的查体，借助手下灵敏的感觉找到患者身上的结点或异常反馈点。这些结点可能是患者感觉痛、麻、胀、肿的局部病变部位，或局部的结节、硬块、条索状物、松弛或肿胀等；也可能是医者所感受到的不同于周围组织的疏松或硬胀部位，或病变局部与周围组织的软硬度对比及病位的深浅。通过这些异常靶点可以进行两方面的辨别：一是辨层次，即辨病邪在皮肤、络脉、分肉、经筋、肌肉、经脉、筋骨等不同的深浅层次。二是辨虚实。一般而言，局部松弛、肿胀、麻木、发凉者多为虚，多选择摩、擦或按法，同时医者发"气"；局部条索、硬结、疼痛者多为实，层次浅者可选择摩、擦法；若病位层次深，则可分别选用按、揉、搓、点、拿等手法。

总之，阳掌按摩疗法与其他按摩疗法的最大不同点，就是强调医者需要通过练功提高对患者疾病的辨识能力，并在施术时通过手掌感受患者身体的信息反馈来变换不同的手法。要求医者在施术时心无旁骛，凝神定气，才能做到手至气至，气至效达。我们在临床实践中发现，在进行阳掌按摩手法操作时，有的医者会有手指饱满发胀、手掌皮肤发亮的表现，这就是气至的一个重要标志，这时按摩往往会有良好的效果。

二、操作方法

（一）施治部位

根据患者病情和治疗目的，可以选择局部或全身按摩。局部按摩主要针对关节肌肉性疾病、局部痛症或消化系统疾病等，其目的在于理筋通络，改善局部气血瘀阻，促进寒热协调，达到阴阳平衡；全身按摩则针对失眠、神经衰弱、疲劳综合征等非器质性疾患，主要通过按摩疏通经络，补气保健，补充精气神，协调全身功能。

（二）体位

根据按摩部位和手法，让患者采用合适体位（坐位、仰卧位或俯卧位），以放松状态接受治疗。

（三）施治方法

以揉腹作为参考。

患者取平卧位，医者站立或坐在患者一侧，调整病床高度至医者按摩时能保持身体放松。医者站立时，需双足分开同肩宽，可闭目也可张目，双手平放或者叠放于患者脐周（具体放置位置无要求，从腹部任意部位开始都可以），掌面完全伏贴于腹部皮肤，手掌均衡用力，由浅入深按揉腹部，按揉力度以患者可耐受且腹部无明显抵抗感为佳。

开始按揉时，一般要求医患双方均进入安静状态，然后医者手随气动，边

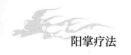

按揉边在腹部慢慢移动。当触及某一部位有异常感受时，可能是患者的痛、麻、胀、肿等反应，或医者手下触到的诸如硬块、结节、条索状物、松弛或肿胀等局部异常，据此判断异常点的性质、与周围组织的软硬度对比，以及病位层次的深浅。如摁按才能触到者为深，难推动者为深，硬度大者为深等；反之，移动度好者为浅，揉、摩就能触到者为浅等。根据部位深浅的不同，选用相应的手法，待手下异常感觉消失后再移至下一个部位，直至整个腹部按之都柔顺、肌肉松弛有度。

例如，按揉时触及某一位置有硬块、条索状物或结节，就可用掌根或指腹一起按揉或推揉，并根据其硬度及深度调整力度，运用内劲，把"气感"通过手的力量传导给患者，慢慢按揉或推揉至局部逐渐松软。若感受某一局部较正常部位塌陷或感觉局部有冷气渗出时，可运用按法或摩法，整个手掌均衡用力轻按腹部，将手中的"热气"慢慢灌入，直至塌陷部位逐渐胀起或再无冷气渗出（若层次较深、功力未能达到理想治疗效果时，亦可加上艾灸以增加疗效），以触之有温热感为度。

治疗过程中还应结合病情轻重程度来控制治疗量。若疾病较重，不要追求一次治好，避免过度治疗而增加患者肌肉负担，可分多次治疗，直至其痊愈。如小儿便秘较严重时，可每周按摩 2～3 次，病情缓解后则可改为每周 1 次，以巩固疗效。某些特殊病症，如剖宫产术后瘢痕愈合仍有不适感及瘢痕淡化，可按每周 1 次的频次治疗。

（四）疗效判断

医者触诊到的局部硬块、结节、条索状物等逐渐变小，松弛部位逐渐撑胀，肿胀部位逐渐回缩等，同时患者的痛、麻、胀、肿等不适减轻或消失，即达到治疗效果。此外，患者局部有温热感，也是治疗取效的一个反应。有的患者治疗后，温热感还能维持一段时间，则疗效更佳。例如小儿便秘，触诊腹部较紧实，体表下可触及条索感，治疗时以温热的手掌按上述操作方法推揉松解，直至腹部变平软，条索感逐渐消退，治疗后患儿觉得腹部温热舒服，慢慢就会有便意。

三、禁忌证

1. 有皮肤病及皮肤破损处，如湿疹、癣、疱疹、脓肿、蜂窝织炎、溃疡性皮肤病、烫伤、烧伤等。

2. 患感染性疾病者，如骨髓炎、骨结核、化脓性关节炎、丹毒等。

3. 内外科危重病患者，如严重心脏病、肝病、肺病、急性十二指肠溃疡、急腹症及各种恶性肿瘤。

4. 有开放性损伤者，以及血管、神经吻合术后者。

5. 有血液病及出血倾向者，如恶性贫血、紫斑病等。

6. 患者极度疲劳、饥饿及饭后半小时以内不宜做按摩。

7. 诊断不明的急性脊柱损伤或伴有脊髓症者。

扫二维码 13、二维码 14 观看阳掌按摩疗法操作视频。

二维码 13　阳掌按摩疗法——揉腹（散法）　　二维码 14　阳掌按摩疗法——揉腹（补法）

四、验案举例

（一）巨大胰腺假性囊肿案

某女，62 岁。

现病史：患者于 2015 年 4 月患急性重症胰腺炎入住我院 ICU，当时 CT 检查可见胰腺周围大量渗出。经过综合救治后，病情逐渐稳定而出院。3 个月后，患者开始出现腹胀，进食后呕吐，腹部肉眼可见一巨大囊状肿物，局部压痛，到我院行腹部 CT 检查，提示胰体尾见一巨大假性囊肿，最大切面为 18.9cm×19.6cm，并从上腹部深入盆腔，囊壁成熟，当时行超声内镜引

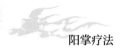

导下引流术，引流失败，无法成功放置支架，仅引出了约1000mL囊液，随后使用止血夹夹闭瘘口，后患者无感染、出血等并发症而出院，转门诊治疗。门诊腹部CT检查，提示胰体尾巨大囊性低密度影，边界清，最大切面为12.6cm×7.7cm，病灶向下延伸入盆腔，内可见分隔线影（彩图7-1）。

首诊：患者疲倦乏力，饱食后腹胀，减少食量则无腹胀，无进食后呕吐。查体可见左上腹一微隆起肿物，按之如水囊，局部轻度压痛。弯腰则腰酸痛，夜尿多，严重时每晚小便4～5次，影响睡眠。舌淡胖肿、有齿痕，苔薄白，脉沉细。

西医诊断：巨大胰腺假性囊肿。

中医诊断：积聚（气虚及阳，水饮内停）。

中医治则：升阳补气，温化水饮。

处方一：黄芪15g，党参20g，白术15g，云苓15g，炙甘草5g，陈皮10g，法半夏10g，厚朴15g，续断10g，牛大力30g，骨碎补15g。5剂。

处方二：阳掌按摩。患者取平卧位，医者站立在患者左侧，调整病床高度至医者按摩时能保持身体放松；医者双足分开同肩宽，平举双手轻轻放于患者右侧腹（病变对侧），双掌面完全伏贴在腹部皮肤，由浅至深逐渐用力；待患者适应了掌力后，医者将双掌逐渐揉按至病变处，因深压病变处有压痛，故第一次治疗以浅揉按为主，即以双掌覆盖病变处，左右揉按为主；待患者能耐受后，再逐渐加大掌力往深部揉按。其动作要领是慢，使用阴力，从浅入深。揉按至患者自觉腹部发热为止，每次揉按约半小时。

上述治疗后，患者述腹部温热感持续了约2小时，饭量增加，当晚夜尿减。

二诊：患者仍有腹胀，饭量有所增加，无进食后呕吐。查体可见左上腹一微隆起肿物，按之如水囊，局部轻度压痛。腰酸好转，夜尿减少至3次，睡眠好转。舌淡胖肿、有齿痕，苔薄白，脉沉细。

中药继用上方，另每周加用红参10g炖水服。

继续阳掌按摩，动作要领同前，每次治疗均以患者自觉腹部发热为止。如患者腹部发热感不明显，可加用阳掌灸法。医者用一只手持艾条悬灸局部，另

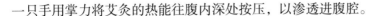

一只手用掌力将艾灸的热能往腹内深处按压，以渗透进腹腔。

患者先后服中药 3 个月，接受阳掌按摩 18 次，配合阳掌艾灸 6 次。复查 CT，提示胰腺假性囊肿较前明显吸收，测得最大切面仅为 2.2cm×1.2cm

患者停服中药，每周阳掌按摩 1 次，继续治疗了 2 个月。复查腹部 B 超，提示胰腺囊肿完全吸收。随访至术后 6 年，患者复查腹部 B 超，提示囊肿未复发。

病案讲解：一般而言，胰腺假性囊肿在急性胰腺损伤后 6 周能自行吸收的很少。囊肿越大，自行吸收的可能性越小。西医治疗主要是引流，而一旦引流失败，则可供选择的治疗方法就很少了。《内经》中云："阳化气，阴成形。"张景岳则曰："阳动而散，故化；阴静而凝，故成形。"中医学认为，腹腔内形成囊肿，是阴水积聚在内，与机体阳化不足有关。阳化不足，一可能为气虚，二可能为阳虚，均无法完成阳化的过程。所以要消散阴水，不能单纯用攻法，一味地泻水逐饮，这样只能更耗伤阳气，阳化无力则阴水更难消散。因此，总的治则是补气助阳，促进阳化。临床常用补中益气汤、续断、牛大力、骨碎补等中药汤剂补肾体、壮肾阳，补先天以充后天之气。肾乃一身之根蒂，肾阳乃一身阳气之根本，脾阳需要肾阳的温养才能运化。如果说中药汤剂是针对全身气化，那么阳掌揉腹及艾灸就是加强局部气化。胰腺囊肿属于胰腺气化失常，阴水积聚在局部，通过揉腹及艾灸治疗，医者运用掌力将外界的热能从皮肤逐层渗透进病变脏腑，通过改善局部微循环以达到治疗目的。

我们在临床中观察到，阳掌按摩治疗的效果与患者腹部温热感的持续时间长短有关。曾有一个患者反馈，揉腹治疗后腹部温热感维持了 5 个小时，不仅没有一点"上火"症状，当晚睡得还特别踏实，次日醒来发现腹部包块明显缩小。单纯使用艾灸、红外线等治疗也能产生热能，但一般很难维持数小时，而且长时间在局部进行艾灸等高热能治疗，患者很容易出现口干舌燥等"上火"症状，而运用阳掌疗法却很少出现此类情况。我们认为，这是因为阳掌疗法充分体现了阳化作用，补阳容易，化气不易，气补进去还要能运，才不会出现"上火"。要让气能运，不仅可以用药物，还可以用手法。相比于内服药物，外用手法更着眼于局部，针对性更强，效果也更直接、迅速。该案患者一直用中

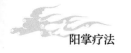
药配合阳掌按摩、艾灸来补气温阳，却始终没有出现"虚不受补"的情况，最终取得囊肿完全吸收的满意疗效，正体现了阳掌按摩法着眼局部、调整整体的治疗理念。

（二）儿童便秘案

患儿，女，11岁。

现病史：患儿平常喜吃肉食，蔬菜进食较少，排便困难、干硬，有时呈粒状，一般3～4天排便1次，严重时6～7天一行；便前腹稍胀痛，便后可缓解，平常便意不强，放屁不多。患儿不愿意服中药，家长也不敢自行购买成人泻药给孩子服，曾用益生菌无效。排便困难严重时，只能给予开塞露外用。为求进一步治疗，于2018年10月中旬来诊。

患儿已5天未排大便，少许腹胀。舌尖稍红、有红刺，苔薄白，脉稍弦。

查体：发育正常，体型适中，腹部稍胀满，左下腹可扪及一稍韧包块、可移动，局部少许压痛。

西医诊断：便秘。

中医诊断：便秘（气虚证）。

治疗：阳掌按摩疗法——揉腹。

治疗过程：患儿取平卧位。医者坐在患者右侧，调整病床高度至医者按摩时能保持身体放松。医者双手叠放于患儿脐周，掌面完全伏贴在腹部皮肤。先左右揉按，由浅入深。待患儿适应掌力无腹部抵抗后，医者将手放置患儿侧腹部，利用鱼际从浅至深，将患儿右侧肠管推动至左腹部；然后将手放置左腹部，运用指掌面将肠管推动至右腹部。完成数个推动肠管的动作后，恢复以手掌浅按腹壁为主，左右揉按，从浅入深。然后利用鱼际从浅至深，将患儿右侧肠管推动至左侧腹部，用指掌面将左侧肠管推动至右腹部。如此重复以上动作，直到医者感觉患儿腹部变柔软，触之有温热感为止。

接着，患儿在治疗过程中不断放屁，揉按后自觉腹部温热。回家后立即排便1次，此后每2～3天可排大便1次。1周后接受第2次治疗，治疗过程同上。同时叮嘱患儿改变饮食结构，增加蔬菜、水果等高纤维素的进食量。

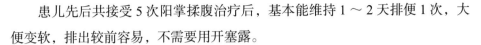

患儿先后共接受 5 次阳掌揉腹治疗后，基本能维持 1 ～ 2 天排便 1 次，大便变软，排出较前容易，不需要用开塞露。

病案讲解：现代儿童便秘发病率越来越高，这与食物加工过细过精，以及儿童偏食、运动不足、缺乏规律排便等因素有关。治疗上，儿童便秘与成人便秘有相同之处，均建议增加膳食纤维的摄入、多运动、形成规律的排便习惯等。但儿童便秘的治疗也有不同之处，因为儿童用药的选择有限，一般成人常用的泻药不适合儿童。中药虽然有一定效果，但不少儿童不愿意服用。相比之下，传统的按摩疗法是一种有益无害的重要治疗手段。比如说圈圈按摩、"L"和 "U" 字按摩，还有 "∏" 字按摩等，这些按摩方法都对患儿的肠胃蠕动具有一定的保健作用。

与以上按摩手法相比，阳掌按摩疗法有其独特之处。首先，阳掌揉腹没有固定的按摩路线，一切以查体为基础，需要医者运用手掌感觉患儿腹部的胀满结硬等异常部位，然后从浅入深去解除局部的胀满结硬感。其次，阳掌揉腹在治疗中讲究层次感，按揉从浅入深，以让患儿适应掌力，故一般患儿接受度很好。最后，阳掌揉腹治疗便秘的效果与患儿的腹部温暖感持续时间的长短有关。腹部温暖感持续的时间越久，疗效越好。而腹部温暖感的维持时间又与医者练功的功力有关。当掌力阴柔有力，医者有时可感觉到手掌推动肠管自如，甚至有的患者一边接受按揉一边排气，这多数都是治疗效果良好的表现。

（三）乳腺癌切除术后感觉障碍案

谭某，女，70 岁。

现病史：患者因发现"右乳肿物 2 周"于 2021 年 4 月 2 日入广州中医药大学第一附属医院乳腺科住院治疗。查乳腺 MRI 示右乳外侧象限后带肿块，乳腺癌可能性大。患者于 2021 年 4 月 8 日在局麻下行右乳肿物穿刺活检术，冰冻病理切片提示右乳浸润性导管癌。随即在全麻下行右乳癌局部扩大切除术。石蜡病理提示右乳浸润性导管癌。2021 年 4 月 15 日出院。出院后患者一直觉得手术伤口里面有冷硬感、麻木感，于术后 1 周来门诊就诊。

主要症状：疲倦，自觉术区及附近感觉异常，以冷痛、麻木、蚁行感为

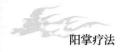

主，偶有烧灼样疼痛，睡眠差，难以入睡，眠浅。

查体：手术伤口局部干洁无渗液渗血，局部无肿胀，瘢痕处皮肤少许红，少许压痛。

西医诊断：乳腺癌术后。

中医诊断：①乳癌；②痹证（气血亏虚，筋脉不荣）。

治疗：阳掌按摩疗法治疗手术伤口瘢痕处及其周围。

治疗过程：患者取平卧位，医者坐在患者右侧，调整病床高度。施术者全身放松，这时会感觉双手温暖敏感，把双手掌轻轻放在伤口瘢痕上，可以感觉伤口瘢痕周围的皮肤有少许紧绷感、肤温偏低，瘢痕也有"顶"手的感觉；轻轻用双手把周围皮肤的紧绷感揉松，瘢痕的手下感觉也慢慢松软下来，肤温也慢慢升高一些，说明局部的气血已经流通起来，损伤的经脉、络脉的经气正在慢慢贯通，一次的治疗量就足够了，可以停止手法。整个治疗过程约半小时。

治疗过程中，患者渐渐觉得伤口里面有温热感，后感觉局部通透，全身轻松，原来局部的冷硬感、麻木感等完全消失。

治疗后，患者入睡困难及睡眠浅均有所改善，疲倦感好转。

二诊（初诊后4天）：少许疲倦，术区皮肤尚余少许麻木，没有冷硬及蚁行感。

治疗：再次予阳掌按摩疗法，方法同前。

治疗后，患者术区不适感完全消失，睡眠情况基本恢复至手术前。继续治疗，每周1～2次，维持1个月。随访1年，患者相关症状未再反复。

病案讲解：手术难以避免损皮伤筋，造成局部微循环障碍，产生各种病理产物，刺激局部神经末梢，从而出现各种异常感觉。改善局部微循环则是治疗目的。中医学认为，手术既伤有形之体，也伤无形之气；局部气化不足，瘀湿寒等有形之邪内停，反过来又阻碍局部气化，形成恶性循环。因此，改善局部气化功能是治疗目的。不管是中医还是西医，术后治疗的目的是一致的。

此案例术后伤口虽已缝合，损伤的肌肉皮肤已经被接续，并已建立侧支循环，但此时损伤的经脉、络脉经气虽通却还不畅，才会出现上述的局部症状。因此，治疗方法的选择非常重要。中药虽然可以治疗，但起效较慢。针刺、拍

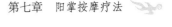

打疗法以调动气机为主，但不适合肿瘤术后的患者。灸法补中有通，但由于伤口在愈合期，过于辛温不利于伤口生长。相比之下，阳掌按摩疗法就是最佳选择，具有通补兼施、补中有运的作用。

阳掌按摩疗法有其独特优势。它不是以力取胜，其手法要轻柔，要求施治者双手温热，尽量不在患病、疲劳、饥饿等不良状态下施治。从患者治疗后的即时反馈可知，经过半小时的治疗，症状已减轻，而且回家后当晚的睡眠就有改善。俗话说："良好的睡眠是最好的补药。"以效验证，阳掌按摩法确实有通补兼施、补中有运的作用。

（四）腹部术后粘连性不全性肠梗阻案

钟某，15 岁。

首诊：2018 年 7 月 30 日。

主诉：反复饭后腹胀 2 年。

现病史：4 岁时行肠梗阻手术，近两年开始出现饭后腹胀，恶心呕吐，有时排气减少。多次住院检查，提示不完全性肠梗阻，经保守治疗后症状能缓解。近半年症状有所加重，反复出现饭后呕吐，下腹部胀满，呕吐物为食物残渣与酸水，呕吐后腹胀缓解；伴有腹部隐痛，排便量减少、数日一次，食欲不佳，睡眠欠佳，入睡难，易醒。易疲倦，体重不长，经外院西医补液、禁食、通便，以及中药口服等治疗，效果欠佳。患者服药时间久，不想再服药，故来就诊。

主要症状：进食后呕吐、腹胀，排便量减少。

查体：腹部稍胀满，未见明显肠型及胃型，无明显压痛及反跳痛。

西医诊断：不完全性肠梗阻。

中医诊断：腹痛（脾胃虚弱）。

治疗：阳掌揉腹，教授基础站桩功。

患者取平卧位，医者坐在患者右侧，调整病床高度至医者按摩时能保持身体放松状态。医者双手叠放或平放于患者脐周，掌面完全伏贴在腹部皮肤，由浅入深轻轻按揉腹部，待患者适应掌力且无腹部抵抗感后，逐渐移动至腹部胀

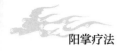

满区域，以患者能适应的掌力由浅入深按揉，直至患者腹部变柔软；再移动至胃部区域轻按，直至觉有温热感透出为止。

患者在接受揉按过程中觉腹部逐渐有温热感，腹部胀满感逐渐消退，且精神较放松，有舒服感，当晚睡眠可。1周后，复诊诉症状明显缓解，时有嗳气，无腹胀腹痛。接受第二次治疗，治疗过程如上。此后每周1次，连续治疗3个月后复诊，诉无不适，饮食正常，身体整体状况改善。嘱其坚持练习基础站桩功。

随访：患者维持每月进行1～2次揉腹治疗，共治疗半年。其间坚持基础站桩练习，患者相关症状未再反复。

病案讲解：腹部外科手术后发生肠粘连是手术所致肠管浆膜面和腹膜受损的结果，它破坏了间皮细胞纤维蛋白原的释放与溶解之间的平衡关系，使纤维蛋白原释放增加和纤维蛋白原溶解障碍，导致大量的纤维蛋白沉积于腹腔而发生粘连。临床医生对待粘连性不全性肠梗阻病例，通过再次手术途径解决梗阻十分慎重，往往首选非手术治疗。

目前较常用的非手术治疗方法，主要有经鼻胃管内注入石蜡油、食用油、造影剂和中药制剂等进行保留灌肠，以及腹部理疗、针灸。此外，还有皮下注射奥曲肽、经鼻肠减压管减压等。这些非手术治疗，对患者而言均有一定的痛苦。相比之下，阳掌揉腹疗法则有一定的优势，不仅治疗过程较为舒适，患者容易接受，而且疗效良好。阳掌揉腹没有固定路线，医者运用手掌感受患者腹部的异常，即胀满结硬的部位，预留了让患者适应掌力的时间，能让患者更容易接受治疗，然后由浅层逐渐深入至深层解除局部异常感；再移动至胃脘部轻按，当患者觉得腹部满胀等不适感消失且胃脘及腹部感觉到温暖时即达到治疗目的。此治疗过程亦能使患者紧张情绪得到放松，促进睡眠。相比之下，阳掌按摩疗法比其他非手术疗法更容易让患者接受。

在促进患者康复过程中，让患者配合练习站桩功法也非常重要。基础桩功是调和人体形气神合一的基础功法，在老师的指导下，通过不断练习，纠正患者的不良体态，促进全身气化，使中焦脾升胃降，腑气得通，从而达到练功胜于服药的效果。

第八章　用药经验

在治疗过程中，阳掌疗法除了拍打、针刺、艾灸、按摩等四种方法外，针对各科杂症，如单以外治法难以速愈，往往配合药物治疗，可力半功倍，有效提高临床疗效。兹将临床施用阳掌疗法过程中常用药物应用经验记录于此，以供参考。

一、常用药物组合

（一）川厚朴、川黄连配麦冬：治疗慢性胃炎

慢性胃炎若出现气滞湿重同时夹杂阴虚状态，就比较难治，因为行气祛湿过程中容易伤阴，故常用川厚朴、川黄连配麦冬进行治疗。

厚朴味苦、辛，性温，气味浓烈，质重下行，清热燥湿，泻火解毒，下气除胃中胀满，味苦性温长于燥湿。

黄连味苦，性寒，长于清热泻火，味苦又能燥湿，对脾胃之湿热之邪尤为适用。

麦冬味甘、微苦，性微寒，归心、肺、胃经。麦冬虽为养阴药，但不同于生地黄之柔软多汁，其质地较为柔韧黏稠，味道甘多稍苦，这些特性决定了麦冬养阴而不滋腻，实为养阴上品。

三药合用，下气以合"胃气宜降"，燥湿可抑制胃酸或者胃液的过度分泌，养阴以保护胃黏膜，避免燥湿过程导致胃黏膜二次损伤，实是针对气滞、湿重、阴虚三个病理因素同时存在的慢性胃炎的良好搭配。

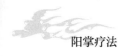

内外合治经验：慢性胃炎在临床中出现阴虚与湿重并存，可以累及阳明经及太阴经。针对这种病证，常配合阳掌拍打疗法拍打大椎、足三里、泽田、丰隆、脾俞、胃俞附近部位，阳掌指拍贯气针法针刺合谷、行间、阴陵泉、三阴交。如果气滞明显时，腹部触诊发现肚脐上肌肉、皮肤张力较高，则可选择阳掌揉腹方式，直至该处肌肉或者皮肤张力下降。

（二）岗梅根、无患子根、穿破石、飞天蠄蟧：治咽喉痛、咽炎

咽喉痛与咽炎，临床关键病机是热聚咽喉，热甚伤络则痛。热与湿、痰、瘀结，化毒流连，则成慢性咽炎。所以平素治疗咽喉痛或者咽炎，大都用清热解毒类药物。

但热未有不伤阴、伤络未有不成瘀、化毒未有不伤正者，咽喉痛与咽炎病位在肺系又多夹表邪。故单纯清热解毒并不能很好地能解决上述问题，而且清热解毒药物久用，还会损伤正气，药寒闭热，热郁更甚。经过临床实践的优化，我们选择了岗梅根、无患子根、穿破石、飞天蠄蟧等配伍进行治疗。

岗梅根为冬青科植物梅叶冬青的根，味苦、甘，性凉，归肺、肝、大肠经，具有清热解毒、生津止渴、散瘀之功效。我们认为，该药还兼有治风湿的作用。《实用中草药》中谓其"治急性扁桃体炎，咽喉炎，肺脓肿，感冒"。

无患子根为无患子科植物无患子的根，味苦、性凉，归肺、脾经，有解表、清热、消滞、破瘀之功效，用于外感传里、伤风咳嗽、夹色伤寒、苦伤咳血、食滞。该药兼有润喉之功。

穿破石为桑科柘属植物构棘，以根入药，味微甘、微苦，性平，归心、肝经，功能止咳化痰、祛风利湿、散瘀止痛。该药穿行石中无可阻碍，故性能走。该药微苦能清，微甘稍带补性，偏于清肺，可以兼治咽喉痛，同时具备一定补益散结的作用。

飞天蠄蟧为桫椤科植物桫椤的茎，味微苦，性平，归肺、胃、肾经，具有祛风除湿、活血通络、止咳平喘、清热解毒、杀虫功效。此药能散结，解毒的同时不伤正气。

四味药配伍能发挥清热、祛湿、解毒、散结、通络、化瘀、解表等多维作

用，并且均能作用于肺系，同时具有一定补虚的效果。根据需要，它们还可与牛大力等补气入肺药物合用，让四味药靶向性增强，临床中用于治疗咽喉痛、咽炎的效果较一般清热解毒利咽药明显。

内外合治经验：咽喉疼痛、慢性咽炎常常累及络脉，导致络脉不通，络脉不通则影响药达病所，进而会导致治疗出现瓶颈期。此时配合外治法通络，药物靶向性更加强，更有利于治疗突破瓶颈。临床常配合阳掌指拍贯气针法针刺列缺、曲池、天突，阳掌拍打肺俞等。

（三）郁金、金银花：治疗肝郁导致的腹部隐痛

腹部五行属土，位居中焦，肝在五行属木，肝郁导致的腹痛是木与土之间的关系出现了问题。影响木与土关系的因素比较多，其中与情绪相关所导致的木与土之间关系失调的腹痛，多呈现为隐痛，平素常用疏肝理气类药物进行治疗，而用芳香类药物解郁的效果则更佳。

郁金味辛、苦，性寒，归肝、心、肺经，功能活血止痛、行气解郁、清心凉血、利胆退黄，用于胸胁刺痛、胸痹心痛等症。

金银花味苦、甘，性微寒，归肺、胃经。其气芳香，功能清热解毒，一般多用于治疗上焦疾病或者疮疡类疾病，而用于治疗中焦疾患较为少见。

郁金与金银花配伍，可充分利用药物的芳香解郁之功以除肝郁。郁金有良好的行气止痛之功，金银花具有一定的通络止痛效果。两者合用，实为治疗肝郁腹痛之良药。

内外合治经验：情绪相关的肝郁腹痛还可以配合使用阳掌按摩法按摩头部。为何选择头部呢？因为阳掌综合疗法中的一个核心学术思想，就是"形气神三位一体调整观"，情绪相关的肝郁除了会有腹痛症状外，多兼有心神不宁的状态。通过阳掌按摩头部，有利于"调神"，神安则气顺，从而有利于肝郁的治疗。

（四）延胡索、徐长卿、乌药：治疗腹部痉挛性疼痛

腹部痉挛性疼痛多与消化系统相关脏器平滑肌痉挛或者腹肌痉挛相关，或

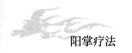

源于外风入内，或源于气滞生风。腹部又是土气所主，湿气聚集之处，风气动于土气，则容易风湿相合，阻滞内在的血脉，进一步加重疼痛程度。药物选择及搭配上就需要行气、理气、祛风、散风，与除湿通络、畅通血脉配合。

延胡索味辛、苦，性温，归肝、脾经，功能活血、行气、止痛，用于胸胁、脘腹疼痛，胸痹心痛，经闭痛经，产后瘀阻，跌仆肿痛等。

徐长卿，又称"寮刁竹"，气香，味微辛，性凉，入肝、胃经，功能镇痛、止咳、利水消肿、活血解毒，主治胃痛、牙痛、风湿疼痛、经期腹痛、慢性气管炎、腹水、水肿、痢疾、肠炎、跌打损伤、湿疹、荨麻疹、毒蛇咬伤。

乌药味辛，性温，入脾、肺、肾、膀胱经，具有行气止痛、温肾散寒的功效，用于寒凝气滞所致的胸腹诸痛、尿频、遗尿。

三药均具有行气、理气功效，同时又有一定利水湿、活血通脉的作用。而延胡索长于活血止痛，寮刁竹长于利水湿、消炎症，乌药长于行气止痛，合而用之，对于腹痛尤其是痉挛痛有良好的作用。

内外合治经验：用阳掌指拍贯气针法配合中药，针法则用手三针，有利于迅速缓解痉挛样症状。与呼吸系统使用手三针的取穴顺序不一样，消化系统第一针从内关开始，比从合谷开始临床起效更快。因为内关可通三焦，又配艮卦（按照灵龟八法或飞腾八法所分，八卦配八穴，内关属艮卦。八脉配八卦歌：乾属公孙艮内关，巽临震位外关还，离居列缺坤照海，后溪兑坎申脉间）。艮者，止也，胃土所在，有利于提高气达病所的效率。

我们曾使用此法治疗一名年轻男性患者的腹部痉挛性疼痛，此患者做无痛胃镜苏醒后，出现上腹部痉挛性疼痛，需要屈腹才能缓解，无法坐直或者站立。胃镜下只是看到黏膜充血肿胀伴糜烂，活检后，吸气退镜。马上查体，腹部是软的，痉挛部位喜压，无反跳痛。考虑胃痉挛相关疼痛，给予热敷、饮温水等措施，不能缓解。于是用手三针，先针内关，再针合谷，最后针列缺。疼痛马上缓解八成，大约15分钟后已无不适。中药治疗则在辨证处方的基础上，加延胡索、徐长卿和台乌药，患者平素的上腹部疼痛也得以治愈，未有复发。

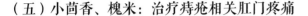

（五）小茴香、槐米：治疗痔疮相关肛门疼痛

痔疮是肛管或者直肠下端静脉曲张、充血肿大所致，临床表现为排便时出血、疼痛、肛门瘙痒和痔疮脱垂等。对于本病，中医常规从湿热下注与气虚下陷进行治疗，用药多为清热除湿、益气升提，虽然整体治疗效果不错，但是止痛效率较慢，与患者诉求有一定距离。

小茴香味辛，性温，归肝、肾、脾、胃经，有散寒止痛、理气和胃的功效。

槐米味微苦、涩，性凉，归肝、大肠经，功能凉血止血、清肝泻火，用于便血、痔血、血痢、崩漏、吐血、衄血、肝热目赤、头痛眩晕。

二药合用，槐米味苦、涩，性凉，入大肠经能祛大肠之湿热，能止痔疮出血，为治疗痔疮的专科用药。小茴香用于治疗痔疮是多年的临床经验，主要用于止痛。槐米与小茴香均入肝经，一凉一温，从功效、性味上均符合肝经受寒导致的湿热下注的病机，所以对治痔疮出血及痔疮引起的肛门疼痛不适有良好的作用。

内外合治经验：阳掌拍打腰部，改善带脉气血运行，有利于帮助肝经的气血运行，同时有利于改善肛门局部的血运。

（六）猪苓、泽泻：育阴利水而不伤正

猪苓，味甘、淡，性平，归心、脾、胃、肺、肾经，功能利水渗湿，治小便不利、水肿、泄泻、淋浊、带下。

泽泻，味甘，性寒，入肾、膀胱经，功能利水、渗湿、泄热，治小便不利、水肿胀满、呕吐、泻痢、痰饮、脚气、淋病、尿血等。

我们认为，猪苓与泽泻配伍具有一定养阴的效果，临床常用于低蛋白血症引起的水肿。岭南地区阴虚与水湿内困两种状态常常同时存在，是一对矛盾。应用此药对，具有育阴利水的效果，并常搭配益肺气、补肾气药物。

内外合治经验：针刺或艾灸阴陵泉，具有育阴利水的效果，因此，临床常配合此穴来治疗阴虚水湿内困的状态。

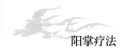

（七）莪术、猪苓：治疗肿瘤，起到解毒散结功效

现代药理研究表明，猪苓的主要成分猪苓多糖有多靶点的抗肿瘤作用。猪苓提取物对某些有毒物质诱发的膀胱癌具有较显著的抑制作用，且无明显毒副作用。

莪术味辛、苦，性温，归肝、脾经，具有行气破血、消积止痛之功效，常用于血气心痛、饮食积滞、脘腹胀痛、血滞经闭、痛经、癥瘕痞块、跌打损伤。现代药理研究表明，莪术抗肿瘤范围广泛，临床已用于治疗宫颈癌、卵巢癌、皮肤癌、外阴癌、胃癌、肺癌等，其中以宫颈癌疗效最好。猪苓、莪术合用，具有利水行气、破血消积之功，可以散结解毒，用于治疗肿瘤有较好作用。

内外合治经验：解毒散结需要以正气为基础，若患者气不足，可用灸法、按摩、导引、练功等方式，帮助患者恢复正气，使药物作用可以更好地发挥出来。

（八）益母草、金钱草：对前列腺疾病、妇科疾病有奇效

男女科生殖系统相关疾病与湿、热、瘀互结密切相关。

益母草，味苦、辛，性微寒，归肝、心包、膀胱经，具有活血调经、利水消肿、利尿消肿、清热解毒功效，用于月经不调、痛经经闭、恶露不尽、水肿尿少、疮疡肿毒，是妇科要药。

金钱草，味甘、咸，性微寒，归肝、胆、肾、膀胱经，具有利湿退黄、利尿通淋、解毒消肿之功效，常用于湿热黄疸、胆胀胁痛、石淋、热淋、小便涩痛、痈肿疔疮、蛇虫咬伤。

益母草与金钱草搭配，可以同时解决结生殖系统的湿、热、瘀问题，如果兼有阴分不足，可以搭配猪苓、泽泻使用。

内外合治经验：阳掌基础站桩功虽然动作简单，却能有效改善盆腔血运，有利于湿、热、瘀的清除。此外，阳掌拍打腰骶部及秩边穴附近，有利于提高症状缓解效率；也可以配合针刺阴陵泉、三阴交及太白穴。

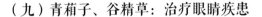

（九）青葙子、谷精草：治疗眼睛疾患

青葙子，味苦，微寒，归肝经，有清肝火、祛风热、明目、降血压之功效。用于肝热目赤、眼生翳膜、视物昏花、肝火眩晕。

谷精草，味辛、甘，性平，归肝、肺经，具有疏散风热、明目退翳功效，用于肝经风热、目赤肿痛、目生翳障、风热头痛、夜盲症等。

青葙子与谷精草搭配，能清肝明目、疏风清热，治疗虹膜炎、夜盲症、青光眼等肝火、风热上炎之症。

内外合治经验：临床应用时可配合针刺外关、曲池，对侧阳陵泉、三阴交，行间透太冲，或者循少阳经拍打肩颈部位。

（十）辛夷、苍耳子、薄荷：通鼻三君子

辛夷味辛，性温，归肺、胃经，具有祛风寒、通鼻窍功效，主治风寒头痛、鼻塞不通、齿痛、鼻流浊涕等，是治鼻病之专药。

苍耳子，味苦、甘、辛，性温，归肺、肝经，功能发散风寒、通鼻窍、祛风湿、止痛，用于风寒感冒、鼻渊、风湿痹痛、风疹瘙痒等。

薄荷，味辛，性凉，入肺、肝经，功能疏散风热、清利头目、利咽透疹、疏肝行气，主治外感风热、头痛、咽喉肿痛、食滞气胀、口疮、牙痛、疮疥、瘾疹、温病初起之风疹瘙痒、肝郁气滞之胸闷胁痛。薄荷长于疏散风热，鼻病属于上焦风热见脓鼻涕、黄浓痰者可用之。

鼻病宜宣肺透邪，温性药物较寒凉者通窍力强，故通鼻者多用辛温。辛夷是鼻部专药，通鼻以辛温为主，偏寒湿者加苍耳子，如果有脓鼻涕、黄浓痰则用薄荷。薄荷辛凉，通鼻窍力不强。故临床上宣通鼻窍以辛夷为主，合用苍耳子为多；热证明显者，配伍薄荷及其他清热药物。

内外合治经验：针刺双侧风池，针尖朝向鼻子方向，无须特殊运针手法，但需要手指御气，借针导气，寒者则热，热者则凉，遵循无为而无不为的用针原则。此外，也可以拍打大椎、风池、大杼及肺俞。

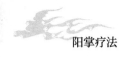

（十一）辛夷花、路路通、石菖蒲：治慢性鼻炎效果好

慢性鼻炎较为复杂，多为虚实夹杂证，总体为各种原因导致的肺气郁闭。在广东因为天气湿热，往往合并湿邪作祟。湿邪为病，缠绵难愈。慢性鼻炎往往与此关系密切。

辛夷花为治鼻病之专药。

路路通，味苦，性平，归肝、肾经或归十二经，有祛风活络、利水、通经的作用，通常用于治肢体痹痛、手足拘挛、胃痛、水肿、胀满、经闭、乳少、痈疽、痔漏、疥癣、湿疹。

石菖蒲味辛、苦，性温，归心、胃经，具有化湿开胃、开窍豁痰、醒神益智、活血散风功效，用于癫痫、痰厥、热病神昏、健忘、气闭耳聋、心胸烦闷、胃痛、腹痛、风寒湿痹、痈疽肿毒、跌打损伤等。该药气味芳香而性温，具有良好的化湿开窍功效。

辛夷通鼻窍，路路通通行十二经，石菖蒲芳香化湿开窍。三药合用，对治慢性鼻炎有较好的疗效。临床多搭配玉屏风散或者脱敏煎合用。

内外合治经验：建议配合阳掌基础站桩以提高自身正气及防御外邪能力。

（十二）石菖蒲、酸枣仁、柏子仁：安神助眠效果佳

石菖蒲味辛、苦，性温，归心、胃经，有豁痰醒神、益智开窍功效。

酸枣仁味甘、微酸，性平，归肝、胆、心经，甘能补能缓，酸能收，具有养心补肝、宁心安神、敛汗、生津功效，常用于虚烦不眠、惊悸多梦、体虚多汗、津伤口渴。以上治疗，俱宜炒用，唯夜不能眠者，必须生用；或神思昏倦，久苦梦遗者，亦宜生用。

柏子仁味甘，性平，具有养心安神、润肠通便、止汗功效，用于阴血不足、虚烦失眠、心悸怔忡、肠燥便秘、阴虚盗汗。

内外合治经验：治疗失眠可配合使用阳掌按摩头部。阳掌按摩可使头皮与头骨之间的质地偏软，促进风、寒、湿、痰的排出，随着指下感觉转为结实，患者当晚睡眠改善也会比较明显，配合使用上述三药，可以延长疗效持续

时间。

（十三）芦根、白茅根、薏苡仁：清肺、渗湿利水、消水肿

芦根味甘，性寒，归肺、胃经，功能清热生津、除烦、止呕、利尿。

白茅根味甘，性寒，归肺、胃、膀胱经，色白入肺，性寒可清肺热，入膀胱经有清热利尿之功。

两药均为甘寒之品，均可清热利尿，亦可养阴生津。

薏苡仁味甘、淡，性凉，归脾、胃、肺经，渗湿力强，兼补脾肺。

三味药物均为禾本科植物，配合而用，补脾肺的同时又能沟通脾肺，并兼发散之功，既可使水湿之邪形成困难，又可使已成之湿热或经肺散于无形，或经肾走小便而出。味甘寒，既可清肺热，又能渗水湿，使湿热邪气从下而出。三药配伍寒热偏性不明显，利尿不伤阴，清热不寒凉伤胃。临床上常用于治疗皮水，患者主要表现为脉浮、出汗少、气促，以及四肢、颜面、眼睑浮肿，全身觉皮肤紧绷，也常配合玉屏风散、黄芪防己汤应用。

内外合治经验：治疗肺炎等呼吸道疾病可配合使用阳掌拍打肺俞、风门、曲池等穴位，促进风、寒、湿、痰的排出。合并脾胃疾病者，可配合使用阳掌拍打足三里、上巨虚、下巨虚等穴位，达到补土生金的目的，有利于呼吸道疾病的康复。配合使用上述三药，可以增强疗效。

（十四）荆芥、浮萍、蝉蜕：治皮肤病，祛风透疹止痒

荆芥味辛、苦，性微温，归肺、肝经，功能解表散风、透疹、消疮。荆芥收于其花穗成而未熟之时，辛香异常，发散力强，故能透疹于外。

浮萍味辛，性寒，归肺经，功能宣散风热、透疹、利尿，用于麻疹不透、风疹瘙痒。浮萍叶浮于水面，根生于水中而非泥中，有强大的把湿浊化清且外透于表而散之的功效。

蝉蜕味甘、咸，性凉，归肺、肝经，功能疏散风热、利咽开音、透疹、明目退翳、息风止痉。蝉蛰伏土中数年，全靠蝉蜕抵挡土中潮湿之气，实有祛湿之功；兼有蜕之象，即有退旧生新之功；又为表皮，其药性对皮肤病尤为

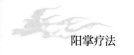

合适。

三药合用，可清透郁于皮肤腠理乃至血分中的湿热，使之消散于无形，有良好的治疗皮肤瘙痒，去死皮生新皮的功效。

内外合治经验：此药组合除了内服以外，还可以煎汤外洗病患之处。

（十五）白鲜皮、地肤子、苦参：用于皮肤病除湿止痒

白鲜皮用其根皮的内皮，气如羊膻，味苦，性寒，入脾、胃经，功能祛风燥湿、清热解毒，用于皮肤瘙痒。

地肤子味甘、苦，性寒，入肾、膀胱经，功能清热利尿、除湿止痒。

苦参，味苦，性寒，归心、肝、胃、大肠、膀胱经，有清热燥湿、杀虫利尿之功。

地肤子，味辛、苦，性寒，功能清热利湿、祛风止痒。

三药合用，除湿止痒力甚为强大，是有液体渗出之湿疹的常用药物组合。

内外合治经验：此药物组合除了内服以外，还可以煎汤外洗病患之处。

（十六）金银花、连翘、小飞扬、蛇蜕：清热解毒透邪

金银花气芳香，味苦、甘，性微寒，功能清热解毒。《本草正》中曰："其性微寒，善于化毒。故治痈疽肿毒，疮癣，杨梅，风湿诸毒，诚为要药。毒未成者能散，毒已成者能溃。但其性缓，用须倍加或用酒煮服，或捣汁掺酒顿饮，或研烂拌酒厚敷。若治瘰疬上部气分诸毒，用一两许，时常煎服，极效。"

连翘味苦，性凉，入心、肝、胆经，功能清热、解毒、散结、消肿。

小飞扬，为大戟科地锦全草，又名通奶草。鲜品全体有白色奶汁，取其外用止痒效佳。其味微酸、涩，性微凉，功能清热利湿、收敛止痒。

蛇蜕性味咸、甘，性平，归肝经，功能祛风定惊、解毒退翳。我们多用于治顽固性皮肤病。蛇蜕祛风作用十分强大，味咸能软坚，甘能缓能和，适用于皮肤硬化的疾病，与蝉蜕相比，其更适用于大面积的皮肤疾病。

当患者热毒较重，出现红斑伴有瘙痒时，可用这四药组合以清热解毒透邪。

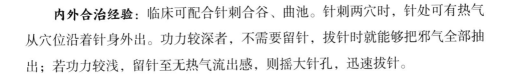

内外合治经验：临床可配合针刺合谷、曲池。针刺两穴时，针处可有热气从穴位沿着针身外出。功力较深者，不需要留针，拔针时就能够把邪气全部抽出；若功力较浅，留针至无热气流出感，则摇大针孔，迅速拔针。

（十七）木贼、蕤仁、赤芍：治肝经风热眼红

木贼味甘、苦，性平，归肺、肝、胆经，具有疏风散热、解肌、退翳等功效，常用于目生云翳、迎风流泪、肠风下血、血痢、脱肛、疟疾、喉痛、痈肿等。

蕤仁味甘，性寒，有祛风散热、养肝明目之功效，用于目赤肿痛、昏暗羞明、眦烂多泪、鼻衄，亦治心腹邪热、结气痰痞。今人多用于眼疾。

赤芍味苦，微寒，归肝经，具有清热凉血、活血祛瘀功效，用于热入营血、温毒发斑、吐血衄血、目赤肿痛、肝郁胁痛、经闭痛经、癥瘕腹痛、跌仆损伤、痈肿疮疡。

目赤多为肝经风热所致，三味中药均入肝经，合用既可疏散风热，又能凉血活血，为治疗目赤的良配。

内外合治经验：临床可配合针刺，泻法刺手三针，正常手法刺三阴交；阳掌拍打肩颈部。

（十八）白芷、丹参：通窍排脓，去腐生新，治疗带状疱疹、鼻咽癌

白芷味辛，性温，归肺、脾、胃经，具有解表散寒、祛风止痛、通鼻窍、燥湿止带、消肿排脓、祛风止痒功能，主治风寒感冒、头痛、鼻炎、牙痛、赤白带下、痈疖肿毒等。

丹参味苦，性微寒，归心、肝经，具有活血祛瘀、通经止痛、清心除烦、凉血消痈功效，用于胸痹心痛、脘腹胁痛、癥瘕积聚、热痹疼痛、心烦不眠、月经不调、痛经经闭、疮疡肿痛。

带状疱疹初期多由于风热之邪侵袭肝经引起，白芷具有良好的解表祛风止痛作用，丹参长于凉血止痛，两药配伍可祛肝经风热，并有良好的止痛功效，用治带状疱疹引起的疼痛较好。

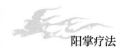

鼻咽癌早期多为邪热致病，白芷辛香异常，有良好的通窍排脓之功；丹参活血凉血，祛瘀止痛。用白芷通鼻窍透邪外出，丹参清热祛瘀止痛，再配伍他药，对鼻咽癌有一定的治疗作用。

内外合治经验：带状疱疹可以配合阳掌拍打疗法拍打"蛇头"（带状疱疹刚起部位）。鼻咽癌则可配合练习清灵华盖功、和合一气功。

（十九）柴胡配虎杖、柴胡配黄芩：前者清胆火，后者清肺火

柴胡味苦，性微寒，归肝、胆经，具有和解表里、疏肝解郁、升阳举陷、退热截疟功效，用于感冒发热、寒热往来、疟疾，肝郁气滞、胸肋胀痛，脱肛、子宫脱垂、月经不调。

虎杖味微苦，性微寒，归肝、胆、肺经，具有利湿退黄、清热解毒、散瘀止痛、止咳化痰功效，用于湿热黄疸、淋浊、带下、风湿痹痛、痈肿疮毒、水火烫伤、经闭、癥瘕、跌打损伤、肺热咳嗽。

黄芩味苦，性寒，归肺、胆、脾、大肠、小肠经，具有清热燥湿、泻火解毒、止血安胎等功效，主治温热病、上呼吸道感染、肺热咳嗽、湿热黄疸、肺炎、痢疾、咳血、目赤、胎动不安、高血压、痈肿疖疮等。

柴胡、虎杖均入肝、胆经，柴胡透邪于半表半里，虎杖清脏腑之热，合用则里外兼清，有强大的清除肝胆湿热的作用。黄芩为主治上焦肺热的良药，与柴胡配伍，为小柴胡汤的主药，是治肺火的首选药对。

内外合治经验：临床可配合针刺手三针清肺火，针刺列缺、阳陵泉、行间清胆火。

（二十）黄芪、蒲公英：退高热

黄芪味甘，微温，入肺、脾经。生用：益卫固表，利水消肿，托毒，生肌；治自汗，盗汗，血痹，浮肿，痈疽不溃或溃久不敛。炙用：补中益气；治内伤劳倦，脾虚泄泻，脱肛，气虚血脱，崩带，以及一切气衰血虚之证。

蒲公英味苦、甘，性寒，归肝、胃经，主要用于疔疮肿毒、乳痈、瘰疬、目赤、咽痛、肺痈、肠痈、湿热黄疸、热淋涩痛等。

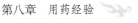

黄芪甘温除大热，用于虚证高热；蒲公英苦寒除实热，用于实证高热。两药合用，高热不论虚实，均可用之，实为退高热之佳配。

内外合治经验：临床可配合阳掌拍打大椎穴附近。在拍打过程中，患者常慢慢出汗。若此时患者体实气足，可用强刺激手法针刺手三针，以促进汗出。

（二十一）蒲公英、紫花地丁：治疗疮疡

紫花地丁味苦、辛，性寒，归心、肝经，具有清热解毒、凉血消肿、清热利湿作用，主治疗疮、痈肿、瘰疬、黄疸、痢疾、腹泻、目赤、喉痹、毒蛇咬伤。紫花地丁性味主治与蒲公英相似，但能入手足厥阴心经血分，还可行瘀活血。故紫花地丁治疗疮毒痈更佳。

蒲公英、紫花地丁均是治疗疮疡的要药，是代表方剂五味消毒饮的主要药物。此处的疮疡，不仅指皮肤外面的疮疡，还可以是内在的疮疡，譬如扁桃体化脓、胃溃疡、肠炎等。

二、特色用药经验

（一）生麦芽：散乳结

麦芽，味甘，性平，归脾、胃、肝经，功能行气消食、健脾开胃、退乳消胀，主治食积不消、脘腹胀痛、脾虚食少、乳汁淤积、乳房胀痛、妇女断乳。

用于散乳结，单用生麦芽60g煎服有效。

（二）过江龙子：治甲状腺疾病

过江龙子是热带植物九龙藤的种子，又名木腰子。其性平，味甘、涩，功效调节阴阳、安神压惊、祛风赶寒、理气止痛、活血化瘀、解痉止痛、利湿消肿、托肛消痔、止血止痢、解诸药毒，主治失眠多梦、小儿惊吓、顽固风湿、胃病（胃寒、胃胀、胃酸）、肠炎、痔疮、便秘、药物中毒、直肠癌、疝气、各种痛症（风湿疼、关节疼、颈椎疼等）。

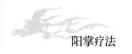

本品用于治疗甲状腺肿物（结节），可以降甲亢指标。简便用法：用过江龙子半个或 1/3 个煮猪骨汤喝即可。

（三）大剂路路通（15g 及以上）治腺样体肥大

腺样体肥大系腺样体因炎症的反复刺激而发生病理性增生，从而引起鼻塞、张口呼吸等症状，尤以夜间加重，出现睡眠打鼾、睡眠不安；患儿常不时翻身，仰卧时更明显，严重时可出现呼吸暂停等。因分泌物向下流并刺激呼吸道黏膜，常引起夜间阵咳，易并发气管炎。本病多见于儿童，常与慢性扁桃体炎、扁桃体肥大合并存在。中医学认为，腺样体肥大多为风邪夹寒热之邪上犯肺鼻，经久未愈而逐步发展而来。

路路通味苦，性平，归肝、肾经或归十二经，有祛风活络、利水、通经的作用，通常用于治肢体痹痛、手足拘挛、胃痛、水肿、胀满、经闭、乳少、痈疽、痔漏、疥癣、湿疹。

该药通行十二经，功能祛风活络，唯性平力弱，治久病宜加大用量。经验用路路通治疗腺样体肥大有其他药物难以替代的功效，但必须量大，常规在15g 及以上，具体视患儿体质及所配伍药物而定。

（四）鸡内金打粉：内服消胆结石

鸡内金，味甘，性平，归脾、胃、小肠、膀胱经，功能健胃消食、涩精止遗、通淋化石，用于食积不消、呕吐泻痢、小儿疳积、遗尿、遗精、石淋涩痛、胆胀胁痛。

用此药治胆结石，需打粉内服，不入煎剂，每次 1g 左右。无特殊不适，可用白粥拌吃，或用中药煎剂送服。

（五）川红花：治眼疾、肝积

川红花，味辛，性温，归心、肝经，具有活血通经、散瘀止痛功效，用于经闭、痛经、恶露不行、癥瘕痞块、胸痹心痛、瘀滞腹痛、胸胁刺痛、跌仆损伤、疮疡肿痛。

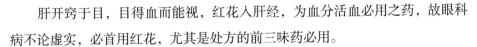

肝开窍于目，目得血而能视，红花入肝经，为血分活血必用之药，故眼科病不论虚实，必首用红花，尤其是处方的前三味药必用。

肝积是因多种原因导致肝络瘀滞不通，肝体失却柔润，疏泄失职，以右胁痛或胁下肿块、腹胀纳少及肝瘀证候为主要表现。红花活血散瘀作用较强，是治疗癥瘕痞块的常用药物，可以破肝积。

（六）穿破石：散结治肿瘤

穿破石为桑科柘属植物构棘的根。其根系繁密发达，生于山坡灌丛或疏林、乱石堆中。本品味微甘、微苦，性平，功能止咳化痰、祛风利湿、散瘀止痛。该药性能走，微苦能清，微甘稍带补性，临床可利用其善走且清中带补的特性治疗肿瘤痞块。

验案：张某，男，53岁。

2021年9月17日因"右乳房胀痛2个多月"而微信就诊。

诉手压乳房有明显硬块，下楼梯时会有震痛，右下角肝区附近稍有胀痛。右乳房胀痛时要比左乳房大2/3，整个右乳房约有一个鸡蛋大。喉咙干有痰。9月15日到肇庆市中医院查乳腺B超：右乳晕后方见约47mm×10mm类乳腺组织斑片状稍高回声团，男性乳腺发育可能（右侧）。舌红，苔黄腻，无脉诊。

处方：柴胡10g，赤芍12g，当归10g，生地黄15g，郁金12g，生麦芽12g，连翘30g，川贝10g，莪术10g，三棱10g，半枝莲30g，甘草6g，泽泻12g，佩兰12g，穿破石30g。

经治疗至11月初，患者双侧乳房外观上已基本对等，肝区疼痛消失，已不影响正常生活。复查B超示右乳肿块明显缩小。"冰冻三尺非一日之寒"，患者右乳肿块是缓慢积聚，渐渐形成的，其来也渐，其去也缓。在整个处方用药过程中，穿破石一直作为基本药，发挥其散结止痛功效。

（七）牛大力：补虚润肺治久咳

牛大力，为豆科崖豆藤属植物美丽崖豆藤，以根入药，味甘，性平，归

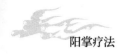

肾、肺经，功能补虚润肺、强筋活络，用于腰肌劳损、风湿性关节炎、肺热、肺虚咳嗽、肺结核、慢性支气管炎、慢性肝炎、遗精、白带。

牛大力是我们临床常用之药，尤其是在应用很多疗法后。若患者气不足，均需在原方基础上加入牛大力以扶正祛邪。

验案： 邓某，女，74 岁。

2016 年 3 月 7 日因"反复咳嗽 10 个多月"而就诊。

病史：患者 17 岁时曾因肺结核休学 2 年，治疗后复查，病灶已钙化。后曾患支气管扩张，咯血，治疗后多年未发。2015 年 5 月，出现咽痒咳嗽，曾在广州各医院就诊，肺部 X 线、CT 检查均提示慢性支气管炎、支气管扩张。服抗生素、激素无效，中药、针灸亦未见明显效果，最多可维持 3 天。1 个多月前曾自服麦味地黄丸后好转 3 周，近两周又复发，再服麦味地黄丸无效。

刻诊：咽痒，咳嗽，平卧时加重，咳重时眼泪、鼻涕均出，白天痰不多，晚上很多。咳嗽为阵发性，咽部有痰黏感，痰有时呈泡沫，有时为白色颗粒状。无发热，无胸痛，胃口可，二便如常，睡眠欠佳，需服阿普唑仑，近日口苦。舌暗红，苔白、干，脉浮弦。

处方：黄芪 15g，白术 15g，防风 10g，苏子 12g，辛夷花 10g，仙鹤草 12g，白芍 15g，甘草 10g，枣仁 12g，远志 10g，连翘 15g，芦根 30g，白茅根 30g。2 剂。

阳掌指拍贯气针法：合谷、列缺、内关、三池，不留针。

二诊（2016 年 3 月 9 日）：仍有咳嗽，平卧则咽痒，痰上涌，咳嗽，凌晨 3～5 点痰多，难咯出。舌暗红，苔薄黄稍干；左关脉较前见起，右关脉较前更大滑、浮，右寸脉仍弱。

阳掌拍指针刺：合谷、列缺、三池、内关、神门、明黄、四花上、丰隆、中下白、灵大。

中药处方：上方再服 1 剂。

三诊（2016 年 3 月 10 日）：仍有咳嗽，咽痒则咳，平卧明显（均较前稍有减轻）。晚上睡觉时，平卧则痰多上涌。睡觉欠佳，胃口好，大小便正常。昨天听说亲戚去世，心情不好，今早头痛厉害，右侧为主，给她太阳穴放血后头

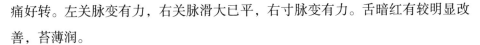

痛好转。左关脉变有力，右关脉滑大已平，右寸脉变有力。舌暗红有较明显改善，苔薄润。

中药处方：黄芪 15g，白术 15g，防风 10g，苏子 12g，旋覆花 10g（包煎），白芥子 12g，白芍 15g，甘草 10g，枣仁 12g，胆星 10g，射干 10g，玄参 10g，牛大力 30g。1 剂。

四诊（2016 年 3 月 13 日）：服上方 1 剂，咽痒减少，咳嗽减少，痰排出较容易，睡眠好转。头痛服药后基本消失（具体不详）。舌暗红同 3 月 10 日，苔薄黄，脉同 3 月 10 日。

上方再服 1 剂。针刺同上。

五诊（2016 年 3 月 14 日）：服药后感觉全身舒畅。咽痒减轻，晚上痰减少，睡眠好转，早上痰多，咳声较前清亮。舌胖红，苔薄黄、润，左脉较前起，右脉亦起、稍弱。

中药处方：黄芪 30g，白术 15g，防风 10g，辛夷花 10g，苏子 12g，旋覆花 10g（包煎），白芥子 12g，半枝莲 30g，岗梅根 12g，白芍 15g，甘草 10g，枣仁 12g，法半夏 10g，玄参 10g，牛大力 30g。2 剂。

阳掌拍指针刺：合谷、列缺、郄门、定喘、天柱，不留针。

六诊（2016 年 3 月 17 日）：咳嗽减轻了很多，痰仅在早上起身时有些，比以往少。原方再服。

继续以中药治疗为主，方中多次使用牛大力配伍其他药物，同时配合阳掌拍指针刺疗法。至 3 月底，患者症状基本消失，随访至今无复发。

（八）石南藤：用于风湿痹痛，腰膝无力

石南藤，为胡椒科胡椒属植物巴岩香的茎、叶或全株。其味辛，性温，归肝、脾、小肠经，具有祛风湿、强筋骨、止痛、止咳功效，用于风湿痹痛、扭挫伤、腰膝无力、痛经、风寒感冒、咳嗽气喘。该药生于阴湿处，性味辛温能祛风湿，又有通络之功，是一味较好的祛风湿、止痹痛药物，并有强筋骨止痛之功。

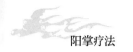

验案：梁某，女，69岁。

2018年7月18日因"膝关节疼痛3个多月"就诊。

病史：2018年1月以来，觉右下肢酸痛、胀痛不适，有沉重感，乏力，夜间痛醒。在外院诊治，症状稍缓解。

刻下：现仍右下肢疼痛，夜间明显，以右小腿两侧为主，行走时伴牵扯痛。纳眠可，二便调。舌淡红略暗，可见瘀斑、瘀点；苔白腻，津不布；脉弦细。

查体：右腓肠肌有紧张感，局部压痛，肌力、肌张力正常。2018年3月28日在广州市越秀区第二中医医院做腰椎正侧位片、右膝关节正侧位片：腰椎退行性变，腰椎骨质疏松，右髌骨骨赘增生。

西医诊断：膝关节病。

中医诊断：痹证（脾虚湿瘀内阻）。

处方：黄芪30g，防风10g，白术30g，酒川芎10g，当归12g，白芍15g，甘草10g，徐长卿12g，炒薏苡仁15g，炒白扁豆15g，丹参10g，石南藤10g，两面针（入地金牛）10g。7剂。

阳掌拍打：腰骶部、右侧环跳、右侧伏兔。

二诊（2018年7月25日）：患者诉右腿较前轻松，偶有肌肉抽动，右脚趾偶有麻木，自觉"肌肉激活"。近期夜间无痛醒，行走仍有酸痛（程度大致同前）。纳眠可，二便调。舌淡红略暗，瘀斑、瘀点缩小；苔白微腻，津不布；脉弦细。

查体：右小腿内侧凹陷减轻，右腓肠肌有紧张感，局部压痛。

继续予以中药及拍打治疗，处方中多次使用石南藤与其他药物配伍，至9月初患者症状基本消失，查体肌肉紧张及压痛基本恢复正常，随访至今无复发。

第九章 阳掌综合疗法治疗案例解析

一、乳腺癌全身骨转移放化疗副作用并促进康复案

患者，女，62岁。2020年5月29日初诊。

主诉：腰部疼痛反复半年余，突然腰部剧烈疼痛，去当地医院就诊，予止痛处理后未见明显好转。

处理：针后溪穴，腰痛明显缓解。2小时后，又复痛如初。嘱其去当地医院做进一步检查，排除肿瘤。6月6日经当地医院确诊为乳腺癌骨转移，予脊椎附近电疗、激素药、标靶药等治疗。

检验报告如下：MRI（2020年6月4日）示颅顶、颈椎、胸椎腰骶部大量T2高信号。T9椎体高度降低，考虑病理性骨折。

PET-CT（2020年6月5日）（彩图9-1，彩图9-2）：胸部，右乳乳晕周围有一个高代谢（SUVmax7.2）25.8mm×37.2mm×42.2mm肿块，右乳外上象限有一12.3mm肿块，特征高度怀疑乳腺恶性肿瘤；右侧腋窝淋巴结最大8.7mm（SUVmax3.2），7.0mm（SUVmax2.6），7.1mm（SUVmax2.4）可疑转移淋巴结。

颈部，右下颈淋巴结最大7.2mm（SUVmax4.7）怀疑有转移淋巴结。

骨头，骨髓多出高代谢/异常FDG活性空间，最突出的是C5椎骨（SUVmax10.2），T4椎骨（SUVmax9.3），L5椎骨（SUVmax11.5），S1椎骨（SUVmax12.9），胸骨柄（SUVmax12.2），左第2肋（SUVmax7.9），右第5肋（SUVmax7.6），右肱骨头（SUVmax9.0），左肩胛骨（SUVmax6.2），右髂骨（SUVmax14.1），右肱骨近端（SUVmax6.2），椎管多处变窄。

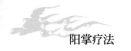

西医诊断：乳腺癌骨转移。

中医诊断：乳癌；骨癌（正虚邪盛）。

第一阶段治疗：患者全身骨骼疼痛剧烈，双侧盆骨尤甚，伴腰膝酸软，严重影响日常活动。检验报告提示有胸骨骨折风险。此阶段处理以缓解症状为主。

处方一：阳掌指拍贯气针法。主要选分布在四肢的穴位，合谷、内关以缓解疼痛和因疼痛产生的不适感，神门安神，三阴交、足三里以补虚，承山、委中强腰膝。

处方二：阳掌点穴通络灸法。主要选择大椎、八髎以补气。

处方三：阳掌按摩疗法。主要选择患者疼痛明显处做局部按摩。

以上治疗每周 1 次，每次治疗后，患者疼痛均有缓解，但患者对针感不明显，几乎无酸、麻、胀的感觉，这从一个侧面反映患者可能有神经受损的情况。按摩时，患者肌肉弹性差，皮肤光泽欠佳，按摩、艾灸后局部肌肉弹性稍有改善，疼痛也相应缓解，但疗效难以维持一周。

第二阶段治疗：患者接受西医"电疗"后出现潮热汗出，口干，盗汗，腹胀，肌肉紧张，伴肌肉抽搐样疼痛。

据此分析患者除了正虚以外，还出现了热毒表现，仅靠外治法不足以改善患者症状，遂加入中药处方：石决明 30g（先煎），熟枣仁 15g，黄芪 30g，防风 10g，白术 15g，半枝莲 30g，连翘 20g，蒲公英 15g，葛根 30g，桑寄生 15g，鸡血藤 30g，玄参 12g，生地黄 15g，白芍 15g，党参 15g，甘草 10g。2剂。

二诊：患者服用上方后，口干、盗汗改善。唇干加重，腹胀同前。偶有头晕，腰背疼痛甚，眠差。原方去连翘、葛根、桑寄生，加徐长卿、穿破石、柴胡、枳实。

处方：石决明 30g（先煎），熟枣仁 15g，黄芪 30g，防风 10g，白术 15g，半枝莲 30g，寮刁竹 12g，蒲公英 15g，穿破石 30g，柴胡 10g，鸡血藤 30g，枳实 12g，生地黄 15g，白芍 15g，党参 15g，甘草 10g。2剂。

三诊：患者前往当地医院复诊，西医述其白细胞计数较前升高，可以开始

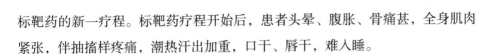

标靶药的新一疗程。标靶药疗程开始后，患者头晕、腹胀、骨痛甚，全身肌肉紧张，伴抽搐样疼痛，潮热汗出加重，口干、唇干，难入睡。

在接受西药治疗后，患者副作用明显，正气虚弱，热毒炽盛，症状表现错综复杂，需要内外治各法互相配合。

以灸法、揉腹配合中药缓解腹胀，以全身按摩配合中药，改善全身肌肉紧张、骨痛。

处方：珍珠母45g（先煎），天麻10g，黄芪45g，防风10g，白术15g，蛇舌草30g，寮刁竹12g，王不留行10g，浮小麦30g，柴胡10g，鸡血藤30g，枳实12g，骨碎补15g，白芍15g，女贞子12g，党参15g。2剂。

四诊：经灸、揉腹、按摩等治疗后，患者骨痛、头晕明显好转，服药后潮热同前，汗出改善，肌肉紧张也逐渐改善。仍有口干、唇干、咽干，纳可，进食后轻微腹胀。上方去防风、鸡血藤、女贞子，加枣仁、知母、玄参。

处方：珍珠母45g（先煎），天麻10g，黄芪60g，熟枣仁15g，白术15g，蛇舌草30g，寮刁竹15g，王不留行12g，浮小麦60g，柴胡10g，知母10g，枳实12g，骨碎补15g，白芍15g，玄参12g，党参15g。2剂。

五诊：患者前往当地医院复诊，给予改善骨质的"骨针"治疗，第二天患者出现发热（T 38.8℃）、怕冷，寒热往来，汗出，手心热，口淡、口黏，纳差，肌肉酸痛，头痛，头晕，骨痛加重，下颌关节痛甚。腹胀较前继续改善。无名指、小拇指麻痹。

患者接受一项新的西医治疗后，出现了新的副作用，且此前的不适也加重，正气更虚。患者症状变化快，需要随时调整处方，及时处理，迟则生变。

处方：柴胡10g，黄芩10g，知母10g，黄芪60g，熟枣仁15g，白术15g，半枝莲30g，寮刁竹15g，麻黄根12g，浮小麦60g，枳实12g，延胡索10g，骨碎补15g，白芍15g，玄参12g，党参15g。2剂。

六诊：患者服上方后，体温逐渐降低，现体温37.0℃，无发冷。下颌关节疼痛明显减轻，睡眠改善，手心热稍有改善，关节疼痛改善，腰膝酸软加重，矢气频转，腹胀较前改善，仍有无名指、小拇指麻痹，仍有口淡、口黏，偶有心慌，胃纳逐渐改善。

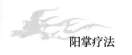
处方一：阳掌指拍贯气针法。合谷、列缺、内关、神门、梁丘、足三里、阳陵泉、三阴交。

处方二：阳掌通络灸法，背部、腰部、中脘；全身按摩。

处方三：珍珠母45g（先煎），钩藤10g（后下），黄芪60g，防风10g，熟枣仁15g，白术15g，丹参12g，半枝莲30g，寮刁竹15g，麻黄根12g，浮小麦60g，枳实12g，羊藿叶12g，白芍15g，玄参12g，党参15g。2剂。

七诊至确诊后4个月，患者以潮热汗出、易感冒、骨痛、腰膝酸软、肌肉紧张、睡眠欠佳为主要症状。此期间中药处方用龙骨、牡蛎、珍珠母、石决明安神，重用黄芪、白术，配合党参、生晒参、高丽参、五指毛桃等药补气，以此为基础随症加减。患者汗出反复，则加浮小麦、糯稻根；腹胀甚时，加枳实、厚朴；头晕甚时，加天麻、钩藤。外治法也以同样的思路，以补气、安神为基础，每次治疗均针或者灸任督二脉的穴位，包括大椎、腰阳关、中脘、关元等。针、灸选穴随症调整。患者眠差，可针神门；感冒症状反复，可针合谷、列缺、曲池；头晕，可针脑清、三阴交。腹胀甚，可以揉腹为主；肌肉紧张，主要用按摩缓解；关节不适，可选按该关节相关肌肉，改善肌肉紧张或者萎缩的情况。

PET-CT（2020年11月19日）示右侧乳房肿块大小缩小和代谢活动降低（3.4cm×1.2cm×2.6cm，SUVmax2.3），右乳上外象限的结节也显示尺寸缩小，但FDG值没有明显增加。之前见到的右侧腋淋巴结缩小，代谢活动减少。（图9-3）

先前可见突出淋巴结代谢活动降低；锁骨上窝和右下颈部区域也显示出尺寸和活动的减少；弥漫性骨转移显示代谢活动明显降低。

第三阶段治疗：患者确诊4个月后复查PET-CT，提示肿瘤细胞明显减少。此阶段患者已无骨折风险，正气逐渐恢复，西医治疗的副作用也逐渐减轻。为进一步缓解患者肌肉骨骼疼痛的症状，加入拍打治疗。每次选患者最为不适的1～2处拍打。若患者疼痛程度较轻，则选督脉、膀胱经循行部位拍打。若患者不适的部位较多，则选1～2处拍打，其余部位加针、灸、按摩以缓解症状。

经拍打治疗后，患者疼痛进一步缓解，且疗效维持较第二阶段长。在患者拍打过程中，自述觉得自己身体有"出风"的感觉，背部尤甚，当"出风"逐次减少，至某个部位基本不"出风"后，疗效就能维持比较长的时间且不反复。

除了拍打治疗外，医生还指导患者练习基础桩功、华盖功、大礼佛，时间以不给患者造成身体负担为准，灵活掌握。

该患者治疗后随访 2 年，潮热汗出发作频率及程度均逐渐减轻，疼痛也较发病时减轻，疼痛持续时间明显缩短。腹胀、肌肉疼痛、易感、疲劳都有不同程度的改善。基本活动自如，生活能完全自理。发病时体重 57kg，随访时体重 60kg。

病案讲解：该病例症状繁多，治疗应根据症状严重程度和缓急程度选用适宜的内外治方法。在治疗的第一阶段中，疼痛、外感、发热等症状较为急迫，不及时处理容易引起其他一系列症状，消耗患者的正气，加大后期治疗的难度，甚至导致病情恶化。因此，应急则治其标，首选外治法，其针对性强、起效迅速，且能根据治疗结果及时确定下一个外治疗法或接下来的用药方向。例如，对于外感症状患者，可先针合谷、列缺，如有喷嚏、鼻涕，可加曲池，再灸大椎。若患者外感症状明显缓解，可"缓则治其本"，拍打患者肌肉、关节等处的不适，调整中药处方，减少解表发散用药。若患者外感症状较严重，或针灸后症状缓解不明显，可选肺俞、双肩或患者背部感觉比较凉的位置进行拍打，以加强益气解表之力。相比之下，腰膝酸软、手指麻痹这类症状一般需要较长的治疗时间，且引发其他不适的可能性较低，因此为缓。

每个患者对不同疗法的敏感度不同，有的患者对灸法疗效好，而有的患者则对拍打疗效好。因此，应根据具体情况，因时、因地、因人调整内外治法。对于该患者来说，其对拍打疗法敏感，因此第三阶段治疗以拍打为主。在确诊前，该患者曾出现右侧盆骨和肋骨疼痛，接受局部阳掌拍打治疗后，局部出现大量色暗红痧，疼痛明显缓解，且疗效能维持较长时间。在拍打时，可以根据出痧的量、属性来判断患者的预后转归。以该案例为例，影像学检查显示肿瘤信号活跃的区域，拍打后出现的痧点多为黑紫色痧。局部拍打至不再出现新的

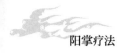

黑紫色瘀后，患者的疼痛、肌肉紧张等症状即明显缓解，且能维持较长时间。患者感觉背部、关节有风，这也是判断预后转归的重要参考。该患者在多次治疗中都曾出现过有风的感觉，但随着治疗的不断进行，这种感觉逐渐减轻，局部的疼痛、酸痛、胀痛等不适也会随之缓解，等到完全没有风的感觉时，局部的不适不仅能缓解，而且能维持一段时间而不反复。若患者出现与预期不符的反应时，应及时调整治疗方案。例如，该患者初诊为腰痛，针对腰痛给予拍打治疗后，痛减明显，即时效果佳。但2小时后，患者疼痛如初，这不符合大部分腰痛患者治疗后的变化。此时就应考虑，患者可能不是普通腰痛，后续检查证实是转移性骨癌导致的腰痛。因此，阳掌外治法不仅能治疗、缓解症状，也能为诊断提供依据。拍打时，患者有出风的感觉，就可以作为判断患者体质的一个依据，为下一步治疗提供方向，使整体治疗方案针对性更强，效率更高。

外治法虽然见效快，但其受限于施术者的时间和空间，不能保证每次患者病情反复时都能得到及时处理。此外，病情反复也难以避免，尤其对于危重症患者，很有可能在两次外治的间隙，病情反复之后耽误了最佳治疗时机。因此，需要患者进行锻炼并配合内服中药。对于体弱的患者，内服中药能在外治疗效减弱的时候维持住疗效，降低外治法因为时间空间受限而给患者带来的影响。同时，锻炼能全身托补，为患者带来更为稳定、长时间的疗效。此外，中药对于一些脏腑的病证，比如脾胃病证，以及潮热、汗出、发热等全身症状也更为有效。

内治法和外治法之间存在着类似方剂中药物之间的君臣佐使关系。以本案为例，当患者出现潮热、汗出等症状时，内服中药为君，而针、灸为臣，以加强中药的作用；拍打、按摩则为佐使，缓解患者局部疲劳和疼痛。而当患者主诉为关节肌肉疼痛和无力时，拍打和内服中药为君臣，而针、灸则为佐使。内治法和外治法之间相辅相成，解疾而又不伤正。

二、肺癌肺叶切除术后咳嗽并促进康复案

胸腔镜微创手术的发展，使得肺癌手术的成功率大大提高，手术创伤也大

幅度降低。然而，术后咳嗽、气短、失眠、焦虑、抑郁等并发症仍然很常见，这些并发症会影响患者的生活质量，并不利于患者的康复。因此，谭燮尧、张浣天两位老师在20世纪90年代就探索出一套内调-外治-导引三位一体的综合疗法。这种综合疗法以内调、外治改善症状，以内调、导引改变体质，治养结合。至今，该疗法已治疗了上千例患者，能有效促进患者术后康复，提高整体生活质量，减少复发。下面通过解析一个典型案例来说明我们在肺癌术后的总体辨治思路。

患者，女，40岁。

现病史：因肺恶性肿瘤行右下肺叶全切除术，手术过程顺利。术后3天开始出现咳嗽，咳甚则喘，夜间明显，咯痰费力，时咳白稀痰，阵发性冲气上逆，无咽痒；咳甚则疲倦自汗出，出汗后无身冷。晚饭后肠鸣，夜间难寐、转侧则咳，咳甚则喘。胸片提示术区轻-中量胸腔积液。

术后服用中药如下：人参10g，白术30g，云苓30g，炙甘草8g，陈皮10g，法半夏15g，薏苡仁20g，荆芥10g，僵蚕5g，地龙5g，守宫3g，北杏12g，炙麻黄3g，葶苈子15g，黑枣10g，天竺黄5g。

服药后咳喘无明显缓解，并出现右上肋阵发性痉挛性疼痛，右侧会阴麻痛。手术医生认为，术后胸腔积液不多，无须特殊处理，基本达到出院指征，遂安排患者出院，自行调养。但患者咳喘难忍，疲倦，睡眠差，遂求诊。

查体：患者精神疲倦，右下肺呼吸音消失。舌淡胖肿、有齿痕，苔白厚腻，脉沉细。

西医诊断：肺叶切除术后咳嗽，胸腔积液。

中医诊断：咳嗽，悬饮（肺气亏虚，水饮内停）。

初诊：患者术后大虚，然而"大虚有盛候"，水停胸胁，痰浊困肺，咳喘无力，治疗应以改善症状为主，在补托宗气的同时需泻实祛邪。

处方：石决明30g（先煎），酸枣仁15g，黄芪30g，白术30g，党参15g，穿破石30g，半枝莲30g，全瓜蒌10g，白芍15g，甘草8g，荆芥10g，苏子10g，地龙10g，鱼腥草15g，葶苈子15g。4剂。

二诊：患者服用初诊药方后，疲倦好转，咳嗽明显减少，咯痰容易，中午

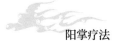

能入睡，夜间睡眠明显好转，右上肋痉挛性疼痛减轻，体位改变时仍可诱发咳嗽，会阴部仍麻木疼痛，出汗多，动则汗出。在原方的基础上去荆芥，加浮小麦、丹参。

处方：石决明 30g（先煎），酸枣仁 15g，浮小麦 45g，黄芪 30g，白术 30g，党参 15g，穿破石 30g，半枝莲 30g，全瓜蒌 10g，白芍 15g，甘草 8g，丹参 10g，苏子 10g，地龙 10g，鱼腥草 15g，葶苈子 15g。1 剂。

三诊：患者服药后，咳嗽进一步减轻，体位改变引起的咳嗽减少，咳痰量减少。睡时有醒，但醒后能再入睡。胁肋痛基本消失，会阴麻痛感仍有，出汗减少。上方去苏子、葶苈子，加浙贝母、麻黄根，并将浮小麦加至 60g 以加强固表止汗之力。

处方：石决明 30g（先煎），酸枣仁 15g，浮小麦 60g，麻黄根 12g，黄芪 30g，白术 30g，党参 15g，穿破石 30g，半枝莲 30g，全瓜蒌 10g，白芍 15g，甘草 8g，丹参 10g，浙贝 10g，地龙 10g，鱼腥草 15g。

四诊：在三诊处方基础上，将麻黄根改糯稻根，去浙贝母，加葶苈子，加强利水止汗、养阴清热的功效。

处方：石决明 30g（先煎），酸枣仁 15g，浮小麦 60g，糯稻根 15g，黄芪 30g，白术 30g，党参 15g，穿破石 30g，半枝莲 30g，全瓜蒌 10g，白芍 15g，甘草 8g，丹参 10g，苏子 10g，地龙 10g，葶苈子 15g。

手术治疗不仅破坏了患者胸廓完整性，损伤了有形的血肉筋骨，而且还耗伤了胸中无形的大气（宗气）。这是术后的第一个病理特点。此时非黄芪不能补提，所以使用黄芪、党参、白术三者相须而用，补托宗气。至虚有盛候，术后气化失常，瘀血、水饮、痰浊内停，宗气不足，无力排出，这是第二个病理特点。如果此时纯补必滞，需要补中有泻，故使用鱼腥草、葶苈子、穿破石。手术必然伤形乱气耗血，形气错乱，神必不守舍，很多患者会出现失眠，这是第三个病理特点。因此，在补无形之气、泻有形之邪的同时，还要养血安神，让神归位，使用石决明、酸枣仁。以上这三类药确定了此类患者的基本治疗方向。在此基础上，再针对细节进行完善。如恢复肺的升降，使用荆芥、苏子、地龙一升一降；化痰行气，使用全瓜蒌；柔肝止痛，使用白芍。从形气神入

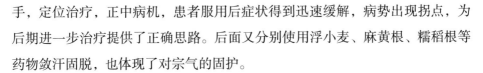

手，定位治疗，正中病机，患者服用后症状得到迅速缓解，病势出现拐点，为后期进一步治疗提供了正确思路。后面又分别使用浮小麦、麻黄根、糯稻根等药物敛汗固脱，也体现了对宗气的固护。

五诊：患者咳嗽进一步减少，睡眠好转，中途醒后能再入睡，出汗减少，多动则疲倦感明显。上方去石决明、酸枣仁，加珍珠母、柏子仁、西洋参、牛大力、仙鹤草、寮刁竹。

处方：珍珠母 45g（先煎），柏子仁 15g，浮小麦 60g，牛大力 30g，黄芪 30g，白术 30g，西洋参 12g，仙鹤草 30g，半枝莲 30g，全瓜蒌 10g，白芍 15g，甘草 8g，寮刁竹 10g，苏子 10g，地龙 10g，葶苈子 15g。1 剂。

六诊：服用上方，患者感觉进一步好转，仅晨起时有咳嗽，咳少量白痰，疲倦感减轻。

处方：珍珠母 45g（先煎），飞天蠄蟧 15g，浮小麦 60g，牛大力 30g，黄芪 30g，白术 30g，生晒参 15g，仙鹤草 30g，半枝莲 30g，全瓜蒌 10g，白芍 15g，甘草 8g，寮刁竹 10g，苏子 10g，川贝 10g，葶苈子 15g。3 剂。

七诊至十二诊：咳嗽逐渐减轻，但活动增多后疲劳，在进食水果、情绪波动、月经来潮等外界因素作用下会加重咳嗽。考虑到患者活动增多后易疲劳，故将黄芪逐渐加量至 60g；进食水果后咳嗽加重，则加苏子化痰；汗多则酌加止汗药，如浮小麦、糯稻根、麻黄根以益气固表止汗；月经来潮导致咳嗽加重，则加用熟地黄、当归、续断以活血养血；情绪波动导致咳嗽加重，则改珍珠母为石决明。

十三诊至二十诊：咳嗽减轻，偶有白痰。在上诊方基础上，加石上柏 30g 或枝花头 10g 或十大功劳叶 10g。

二十一诊：患者肺部病情已稳定，但遇冷风则咳痰，近期睡眠不佳，自觉情绪不安，焦虑多疑，性情忧郁，悲伤易哭。今处于月经第 3 天，量较平时多，色红不暗，偶有瘀块，无腹痛；大便偏硬难排。

处方：龙骨 30g（先煎），牡蛎 30g（先煎），浮小麦 60g，熟地黄 15g，金荞麦 12g，黄芪 60g，白术 30g，半枝莲 30g，防风 10g，柴胡 10g，黄芩 10g，白芍 15g，甘草 10g，旋覆花 10g（包煎），十大功劳叶 15g，葶苈子 15g。2 剂。

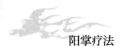

二十一诊后至术后 1 年，中药处方在上方基础上略有增减，患者病情逐渐稳定。中途主要调整的药物：疲倦时，用新开河红参炖服，加五指毛桃加强补气；胸胁疼痛，加用乌药，加铁包金以镇咳止痛、化瘀止血；眼睑少许水肿时，加桑白皮、车前草、葶苈子，或合用苓桂术甘汤，加用半枝莲以清热解毒散结；在情绪不佳时，珍珠母用量 60g；兼大便不畅，加用柏子仁。

用药期间，同时指导患者练习基础站桩功、和合一气功、清灵华盖功，每天练习 1 ～ 3 种功法，练习 10 分钟至 1 小时不等。此外，在患者生活中遇到烦恼时，要注意积极予以开导。

经过一年多的综合治疗，患者逐渐恢复正常生活，状态良好，胸腔积液完全吸收。复查胸部及全腹部 CT，未见复发及转移。

病案讲解：我们对恶性肿瘤患者术后康复的大体思路分为 3 个阶段。

第一阶段是术后 1 个月内，以恢复手术后脏腑的功能及全身功能为主要目标。此时患者处于"大虚有盛候"的阶段。大虚不能纯补，实邪不能纯攻，当补泻相兼，才能保持整体的动态平衡。治疗上可配合灸法，灸大椎、百会、肾俞、气海、关元、中脘，以通督脉、补神、补脾。这个阶段患者较虚弱，不强调功法锻炼。

第二阶段属于放化疗辅助期的减毒增效阶段。我们认为，放疗属于火毒，患者常常出现口干舌燥的伤阴表现。这时依然不能纯清，需要时刻牢记"大虚有阴邪"是肿瘤的基础病机，正如《内经》中所言："阳化气，阴成形。"阳不足无以化气，阴邪内盛必成瘤体。因此，即便在放疗期有热毒，也需要在补气的基础上清热解毒，可用天葵子、半枝莲、石上柏等清热而不苦寒，且兼有解毒之功的药物。肿瘤属于内毒，在提补正气的前提下，需兼顾解毒，选药方面则先选范围（选解毒药）再定脏腑。如该案患者，可配伍穿破石、石上柏、半枝莲、飞天蟟蟧、十大功劳叶等清肺解毒散结药。此外，化疗多致痰湿阻滞中焦，所以患者常常食欲不振，而痰湿非温不化，故常用砂仁、蔻仁、草果等辛温芳香化湿。针对化疗的副作用，可考虑兼用灸法，如灸大椎、百会、肾俞、气海、关元、中脘，对肺部症状，常常艾灸"肺三针"（合谷、列缺、曲池），而且艾灸时配合手法揉按，乃取其温而避其火（火为温之极）之意。

第三阶段为术后长期调养，旨在改善原体质、提高免疫功能、减少复发或维持带瘤生存的平衡状态。这个阶段需要有动态的中医整体观，首先整体把握患者体质，再有所兼顾。总体而言，以脾为主体，肺、脾、肾一体，常以黄芪、白术、党参（人参）相须而用为基础，加补肾固本之品，常用鹿衔草、菟丝子、刺五加等，女子还要结合经期用药。这个阶段注重脏腑经络的和谐，需要关注患者的每一个痛处，调形为先，形态是气化的物质基础，痛则不通。形不通达，气化必然会受阻。可以综合运用拍打、针刺、艾灸、按摩等方法来调形。在调气方面，推荐功法锻炼，指导患者练习合适的功法，鼓励患者要多练、勤练，但不苦练。通过练习功法，可以加强内治法对形气神的总体调节，特别是对人体的气化功能有促进作用。在调神方面，强调解心结。一般而言，大部分肿瘤患者都有不同程度的心结，也可以称为"心魔"，这些都会影响患者，导致神不守位。现代研究表明，人的心理活动会影响神经内分泌及免疫系统。调神，除了从调形、调气入手外，还要关注患者的心理变化，设法帮助患者破除"心魔"。在用药上，重视患者的睡眠，改善睡眠是调神的一个最好方法。处方可使用酸枣仁配合珍珠母，酸枣仁养肝宁心安神，珍珠咸寒入肝，平肝中蕴含着养肝柔肝之意，与酸枣仁相配，加强养肝宁心作用。如果患者心事重，难以走出"心魔"，阳亢明显，则可用石决明、牡蛎、龙骨等代替珍珠母，并配合睡前练习清灵华盖功以改善睡眠。

总之，强调动态整体观，分阶段地调形、调气、调神，最终达到治疗目的，这是阳掌综合疗法促进肿瘤术后患者康复的一大特色。

三、小气道功能障碍相关的慢性咳喘案

彭某，女，37 岁。

首诊：2020 年 5 月 13 日。

主诉：反复咳嗽伴气喘 5 个多月。

现病史：患者今年年初感冒后，自行服用头孢类药物，遗留咳喘，曾至某医院行肺功能检查，考虑为小气道功能障碍。支气管激发试验阴性，胸片未见

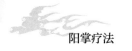

异常。给予抗过敏及化痰药物治疗，效果不佳，遂于今日来诊。

刻诊：反复咳嗽气喘，咳甚时气喘，闻及刺激性气味则加重，痰堵咽中而难出，少许咽干咽痒，动则汗出，平素情绪较为急躁，无鼻塞流涕，胃纳一般，睡眠欠佳，小便稍频数，大便偏烂。舌尖稍红、边有齿印，苔薄白，脉紧细而滑。

西医诊断：慢性咳喘（小气道功能障碍相关）。

中医诊断：咳嗽（肺脾两虚，风寒束表，痰热内蕴）。

第一阶段治疗（2020年5月13日至8月20日）：

第一阶段为弟子诊治。其基本思辨过程包括三个层面。

第一个层面是疾病共性症状辨析。小气道功能障碍相关的咳嗽共有的特点是连续性咳嗽，咳嗽时伴有气喘声；在刺激性气味或者空气不流通的环境中，可诱发症状加重，并且痰液较难排出。从中医病因学角度分析，该病可以归入"风痰"范畴。

第二个层面是患者个体症状辨析。患者就诊时一个最明显的个体化症状就是动则汗出，静坐时则不出汗，只要走动几下，则腰以上汗出明显。自汗如此明显，且与活动相关，需要关注两个因素：一个是气虚不固，另一个就是表有邪气。结合舌脉，舌边齿印、脉细，提示气虚夹有阴分不足，而脉紧则提示有风寒之邪束表未解。

第三个层面是患者的脾胃功能分析。中医对于咳喘的治疗，除了关注咳喘本身外，还需要时刻关注脾胃功能情况，原因在于肺属金，脾属土，金为土之子，土为金之母，无论是子盗母气，还是母病及子，都会影响疾病的辨治。患者胃纳一般、大便偏烂、舌有齿印，这是土气不足的表现，提示着治疗不仅需要顾及肺气不足，还需要兼顾脾胃之气不足。

综合分析，得出了此患者证属肺脾两虚，风寒束表，痰热内蕴。

处方：牛大力45g，太子参15g，浮小麦40g，半枝莲20g，射干15g，苏子10g，紫菀10g，白术15g，茯神15g，麦冬10g，怀牛膝15g，桑椹15g，生牡蛎15g（先煎），蜜麻黄10g，补骨脂5g。7剂，水煎服。

二诊（2020年5月20日）：气喘缓解，但有胸闷如捆绑感，少许咽干咽

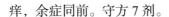

痒，余症同前。守方 7 剂。

三诊（2020 年 5 月 27 日）：气喘、喉间异物感好转，大便 2 天一行，余症同前。原方麻黄减量为 5g，去桑椹。

四诊（2020 年 6 月 3 日）：夜间短暂气喘，日间偶有咳嗽，咽痛，大便每天一行，舌尖稍红、边有齿印，苔薄白；脉细滑，左寸过腕。余症同前。

患者到了四诊的时候，咳喘情况已经较前明显好转，尤其紧脉已经消失，并且出现了左寸脉过手腕及咽痛，这是内郁的风痰热得以出外的信号。因此，四诊开始运用透热转气法，帮助内郁的风痰热排出体外，在原方基础上合栀子豉汤、菖蒲郁金汤。

处方：牛大力 45g，防风 10g，浮小麦 45g，半枝莲 15g，射干 15g，苏子 10g，紫菀 10g，白术 15g，茯神 30g，麦冬 10g，牛膝 30g，法半夏 15g，枇杷叶 15g，淡豆豉 5g，炒栀子 5g，石菖蒲 30g，郁金 15g，莲须 10g，蜂房 3g，补骨脂 6g。

患者用四诊处方后，咽痛消失。守方治疗至 2020 年 8 月 20 日，患者气喘症状基本控制稳定，夜间咳嗽基本消失，痰白稀、量减少，算是第一阶段治疗结束。但患者余症及舌脉未有明显改变，且气候进入多雨之季，每逢阴雨天气，患者胸中紧束感加重，气喘均反复，需要配合阳掌指拍贯气针法治疗才能缓解。

考虑患者久咳肺虚，虚中有邪，肺的经络不通，余症难以根除，病情时有反复，如何进一步治疗，弟子有点无措，遂于 2020 年 8 月 20 日请师父接手处理，进入第二阶段治疗。

第二阶段治疗（2020 年 8 月 20 日至 9 月 17 日）：

初诊（2020 年 8 月 20 日）：患者因近期雨天频频，气顶而喘有所反复，目前刺激性气味不容易触发，但遇阴雨天或劳累后则可诱发，汗出明显，小便频数基本缓解，大便每天 1 次。舌尖稍红，苔薄黄微腻，边有齿痕好转；脉细滑，左寸过腕浮滑。

阳掌指拍贯气针法：右侧合谷、列缺透内关、内关、曲池；左侧丰隆。

处方：黄芪 30g，牛大力 30g，防风 10g，陈皮 10g，葶苈子 12g，法半夏

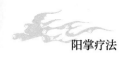

10g，茯苓15g，紫苏子10g，白芥子10g，薏苡仁15g，白术15g，地龙10g，党参15g，半枝莲30g，甘草10g。2剂，水煎服。

二诊（2020年8月23日）：患者月经第二天，药后自觉月经不畅，量较前减少，咽喉痒，喉中有痰，稍有气顶，但已无喘，夜间气喘较前缓解；汗出同前，睡眠不佳，夜尿后难以入睡。舌尖略红，苔薄黄微腻，边有齿痕。

处方：石决明30g（先煎），旋覆花10g（包煎），苏子10g，射干10g，熟酸枣仁15g，柴胡10g，白芍15g，当归10g，法半夏10g，陈皮10g，白术15g，党参20g，葶苈子12g，半枝莲30g，甘草10g，地龙10g。7剂，水煎服。

三诊（2020年9月3日）：患者前日因睡眠不佳，诱发气喘，持续时间约10分钟。现仍有气顶，口中自觉痰涌，稍有哮鸣，痰堵咽中，难以吐出，胸中稍有压迫感，夜间睡醒后自觉头晕，夜间稍有耳鸣，大便偏烂，胃纳可，汗出改善。舌尖红改善，苔薄黄，脉同前。

阳掌指拍贯气针法：右侧合谷、列缺透内关、内关、曲池、养老；左侧丰隆、阴陵泉。

处方：珍珠母30g（先煎），天麻10g，黄芪30g，丹参10g，半枝莲30g，白芍15g，枳壳10g，苏子10g，鹿衔草10g，葶苈子12g，白术15g，地龙10g，全瓜蒌10g，党参20g，甘草10g。4剂，水煎服。

四诊（2020年9月7日）：患者药后气喘明显缓解，偶有3～4分钟气喘状态，日间时有痰堵，但比服上方前好转；咽痒，无头晕，汗出有所减少。舌淡红，苔薄白。

处方：珍珠母30g（先煎），金荞麦10g，黄芪30g，丹参10g，鹿衔草10g，葶苈子12g，白术15g，地龙10g，全瓜蒌10g，党参20g，甘草10g，白芍15g。7剂，水煎服。

小结：经过师父的四诊和历时约1个月的针药结合治疗，患者的病情明显上了一个台阶。这种临床疗效的实现，主要有以下三个方面。

首先，采用了内外结合的综合治疗模式。针对"久病入络"和"络脉不通"的情况，针灸治疗可以在内服药治疗的基础上，通过外治手段进行通络调气，有助于药物到达病所，缩短治疗时间，提高疗效。此案患者属于病情反复、容易受外界影响的类型，因此需要从"久病入络"和"络脉不通"这两个角度来考虑治疗方案。

其次，注意兼症的处理。患者的睡眠不佳是一个比较突出的兼症，在第一阶段治疗中并未得到关注和处理。在第二阶段的三诊中，师父注意到患者的睡眠不佳会诱发咳喘加重，进一步分析后发现，患者睡眠不佳主要有两个原因：一是患者平素比较急躁，舌尖偏红，提示其心肝火旺明显；二是与目前疾病状态有关，脉细而滑，咳嗽频频，自汗明显，在气阴两伤状态下心失所养，风邪扰动，痰热内蕴则心神不宁。因此，师父在三诊处方时加强了平肝息风、养心安神的治疗力度，针刺穴位也加用了养老穴以通心脉、定心神、助睡眠。药后，患者随着睡眠的改善，气喘明显缓解，持续时间也明显缩短。

最后，选穴技巧也起到了重要的作用。阳掌指拍贯气针法选用的穴位是手三针（合谷、列缺透内关、内关）、曲池，以及对侧的阴陵泉、丰隆。在睡眠不佳的情况下，师父加用了养老穴，通心脉、定心神、助睡眠。这些穴位的选择和运用，有助于促进气血运行，调和阴阳，达到治疗的效果。

手三针是治疗肺系疾病中最常用的针灸配穴处方。其中，合谷不仅是手阳明大肠经的原穴，还是"四总穴"之一，是"开四关"的核心穴位，具有乾卦特性，与天气相通，是解表的第一大要穴，也是激发人体阳气、导引天气入内的第一大要穴。合谷直下有劳宫，再直下有后溪。使用阳掌指拍贯气针法，第一针直刺合谷，可透三穴，激发人体最大的能量信息，这种信息包含了补泻作用，会根据患者具体需求进行自我转化，不需要过多人为提插捻转操控，这也是师父与弟子疗效区别的关键所在。

列缺是手太阴肺经的络穴，八脉交会穴，通任脉，后天八卦中与离卦相配。列缺具有激发肺的宣发肃降的作用，将离卦所含有的火信息引入三焦通道当中，成为三焦元气的有效补充，通上彻下，荡平阴霾，通调水道，化气出焉。

内关是手厥阴心包经的络穴，也是"四总穴"之一，八脉交会穴，通阴维脉，后天八卦与艮卦相配。手厥阴心包经与手少阳三焦经相表里，内关的络穴作用加强了表里经之间的信息交流，从而具有调节阴阳的作用。由于内关通阴

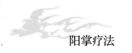

维脉，能够加强阴经之间、阴经与任脉之间的信息交流，并将三焦经中的阳气传入阴经当中，促进阴阳的和合。内关与艮卦相配，艮性为土性，属胃，具有"万物所归，无所复传"的特点。艮者，止也，内关因此具有截断病势、截断病气传导的特性。

手三针中的第二针是从列缺垂直进针，透刺内关，具有一针沟通阴阳、扶正祛邪的双重作用。第三针则是直接刺入内关，进一步激发其所具有的作用。如果想要效果更加明显，需要根据患者正气的盈亏情况来调整透刺外关的手法。当正气充足时，透刺外关的插入速度较快，针下压强较大，拔针速度也较快。因为外关是手少阳三焦经的络穴，通过这种手法透刺外关，可以激发更多的阳气来祛邪外出。当正气不足时，透刺外关的插入就要徐徐而入，持针手指需要保持充气状态，针下压强不需要太大，不追求针感，以手下有充实感为度。拔针过程也是徐徐而出，牵引外关之气与内关之气相合，守神若一，再拔针而出。

曲池具有抗过敏作用，可用于治疗咽喉不利、气顶而咳等类过敏性咳嗽表现。直刺曲池，可以破开局部络脉，祛风外出。

阴陵泉的作用在于祛湿安神，特别适用于治疗因思虑过多导致的失眠症状。

丰隆是常用的化痰穴位，不仅可以治疗痰证，还可以治疗与痰相关的头晕等非肺系疾病。

第三阶段治疗（2020 年 9 月 17 日至 12 月 17 日）：

通过第二阶段的治疗，患者的气喘已经转为偶发状态，持续时间缩短为 3 ～ 4 分钟，进入第三阶段治疗。

初诊（2020 年 9 月 17 日）：患者因上周六感受风寒，遂流清涕、打喷嚏，咽痒而咳，咽干，气喘反复，痰堵咽中，全身乏力，无发热，怕冷，时有胸闷，夜间汗多。舌淡红，有红点，有齿印，苔白。

处方：黄芪 30g，白术 15g，防风 10g，藿香 15g，荆芥穗 15g，蜜麻黄 10g，丹参 10g，白芍 15g，鹿衔草 10g，葶苈子 12g，苏子 10g，地龙 10g，半枝莲 30g，瓜蒌皮 10g，苦杏仁 5g，厚朴 15g，补骨脂 10g，白芷 10g。2 剂，水煎服。

二诊（2020年9月19日）：气喘明显缓解，夜汗出改善，咽痒改善，但目前痰多，前额胀痛、午后缓解，时有胸闷，仍动则汗出。舌略红，苔薄白，右脉浮滑，左脉细。

阳掌指拍贯气针法：右侧合谷、列缺－内关；左侧丰隆、阴陵泉。

处方：黄芪30g，丹参10g，白芍15g，枳壳10g，半枝莲30g，党参20g，白术15g，荆芥10g，鱼腥草15g，紫苏子10g，葶苈子12g，地龙10g，辛夷花10g，全瓜蒌10g，甘草10g。2剂，水煎服。

三诊（2020年9月20日）：外感症状基本消失，仅有前额胀、流涕。现处于月经期，气喘有所反复，喉中水鸡声（哮鸣音，持续15分钟），喘时有痰上冲，咽喉干而痒，自汗有所缓解，胃纳可，大便通畅。舌淡红，有红点，苔薄白。

处方：炙麻黄5g，苦杏仁10g，甘草6g，地龙10g，射干10g，柴胡10g，白芍15g，当归6g，茯苓15g，牛蒡子10g，半枝莲30g，党参15g，麦冬10g，玄参10g，牛大力30g。3剂，水煎服。

四诊（2020年9月24日）：月经干净，经期较前缩短，气喘较前缓解，痰堵咽中，频频清咽，咽干而痒，乏力疲倦，汗出有所改善，胃纳一般，大便烂。舌淡、有齿印，苔薄白水滑；脉浮滑细，按之无力。

阳掌指拍贯气针法：右侧合谷、列缺－内关、尺泽；左侧阴陵泉、三阴交、丰隆；双侧大杼。

处方：黄芪30g，防风10g，白术15g，地龙10g，旋覆花10g（包煎），甘草6g，射干10g，白芍15g，全瓜蒌10g，党参15g，仙鹤草30g，玄参10g，白芥子10g，半枝莲30g，鱼腥草15g。3剂，水煎服。

五诊（2020年9月28日）：咽中稍干，痰堵咽中，吞咽可移动，夜间自觉气道发痒，需要咳嗽来缓解，自汗基本消失，已无乏力，大便偏烂、每天1次，胃纳可。舌淡、有齿印，苔薄白水滑；脉浮滑细，按之力弱。

阳掌指拍贯气针法：右侧合谷、列缺－内关、尺泽；左侧阴陵泉、三阴交、丰隆；双侧大杼。

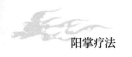
处方：黄芪30g，防风10g，白术15g，地龙10g，旋覆花10g（包煎），甘草6g，射干10g，白芍15g，全瓜蒌10g，麻黄根5g，仙鹤草30g，玄参10g，白芥子10g，半枝莲30g，鱼腥草15g，党参15g，皂角刺10g。7剂，水煎服。

之后诊治继续用阳掌指拍贯气针法，配合中药治疗。患者痰堵咽喉症状消失后，处方中去皂角刺、鱼腥草，继续服至11月，患者气喘基本消失，偶有1～2秒钟欲喘表现，脉象转为细略弦脉，考虑目前病情已明显缓解，遂改为食疗调养（牛大力30g，乌梢蛇适量，煲瘦肉吃，一周1～2次），至12月，患者已无任何不适，停用食疗。此后，每3个月进行一次微信随访，患者气喘未再出现，睡眠正常，自汗基本消失。

小结：第三阶段诊疗过程前半部分主要出现了旧病合并新病、新病加重旧病的情况。在这种情况下，如何处理新病与旧病就成了诊治的关键。大体而言，当新旧疾病同时存在且新病加重旧病时，需要先集中精力处理新病。当新旧疾病同时存在，新病没有加重久病，但是影响了正气或者损耗正气，不利于久病恢复时，需要在兼顾正气的情况下，同时治疗新旧疾病。当新旧疾病同时存在，新病经过治疗剩余一两个症状，整体病情以旧病为主时，需要以治疗旧病为主，兼顾新病的症状。患者在第三阶段感受风寒而使得气喘反复，处于新旧合病，因此治疗方面需要多作考虑。

这种思路不仅在用药上有明显体现，而且在针刺的穴位配伍上也能体现出来。在第三个阶段的配穴中，加入了双侧大杼与三阴交。大杼属于足太阳膀胱经，是足太阳与手太阳之会、八会穴之骨会。此穴具有补肾健骨的作用，是治疗虚损之要穴。同时，作为太阳膀胱经的穴位，大杼具有较强的解表作用，可以让邪气从里达外，经膀胱经而解。由于患者气喘发作有时与月经相关，提示患者阴血不足而夹湿、夹风。如果此时合并外感，内外合邪，就会加重病情。因此，在大杼的基础上，配合三阴交，可以起到上下交通、扶正祛邪的作用，符合上下配穴、远近配穴的原则。

第十章　疑难问答

一、练气对于医者有何作用

弟子问：阳掌综合疗法有很多的练功方式，练功的作用有很多，练气就是其中一个比较重要的作用。对于患者而言，练气可以提高其恢复能力，那么对于医者，练气有何作用呢？

师父答：练功不管是对患者，还是对医者，作用都比较多。在书中练功章节均有描述，这里只就医者讲两点主要的作用：一是练气提高了医者的自我保护能力，二是练气提高了医者对于多维度信息接收与分析的敏捷度。

关于第一点，首先要明确的是，所谓练气提高医者的自我保护能力，并不是指练气可以防止病气的传导。我们不太认同在给患者施治过程中会有病气传导给医者的说法。

周学海在《读医随笔》中云："人身肌肉筋骨，各有横直腠理，为气所出入升降之道。升降者，里气与里气相回旋之道也；出入者，里气与外气相交接之道也。里气者，身气也；外气者，空气也。鼻息一呼，而周身八万四千毛孔皆为之一张；一吸，而周身八万四千毛孔皆为之一翕。出入如此，升降亦然，无一瞬或停者也。……气之开阖必有其枢，无升降则无以为出入，无出入则无以为升降，升降出入，互为其枢者也。"练气的自我保护作用主要是通过练气的方式，达到形神相合的目的；形神相合，反过来可以增强气的驾驭能力。这种驾驭能力是在无意与有意间形成的，进而提高了自身对于外在或者内在变化的适应能力与应对能力，如此就会减少神的损耗，从而可以进入常常守神的境

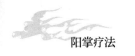
界。神守住了，才是对医者最佳的保护。

而第二点作用，主要是告诉大家练气可以让自己的医术得到比较明显的提高。为什么呢？因为对于气的认识，大家都是从书本上的文字得来的，没有直接的体会，练气的过程可以让我们从感性上去认识气。中医讲究调气，如果对气没有感性的认识，单纯从字面来理解，容易出现认知偏倚，不利于自身的提高。

阳掌桩法是基本功，在其特殊的站桩姿势下，我们最容易感受气的部位是手心，其次就是手指。站桩到一定程度，手指会感觉发胀，其中一个作用就是不断地刺激我们的井穴。井穴是阴阳交界之处，有人就通过经常灸每经的井穴、原穴，来提高经络的传导性。井穴得到锻炼以后，可以提高我们在把脉时对于阴阳的感知能力，在寻穴时提高对于穴位的感知能力，在拍打时提高对于局部贯气的能力等。练气除了可以锻炼手指的敏感度与贯气程度，还有一个比较重要的作用，就是对人体气的观察维度更加广泛，即除了脉诊外，还可以通过望诊与闻诊得到气的信息。现在我们已经认识到，在诊疗活动中的逻辑分析能力非常重要，而且有很多方法可以锻炼，但是对于气的感知能力的锻炼却一直缺乏重视。如果缺乏对气的感知，其信息来源就很单一，逻辑分析就容易出现因果错判问题。如果气的感知能力参与逻辑分析过程，就可以起到纠偏和减少误判的作用。

练气对于医者的作用非常多，这里特意指出以上两点，原因在于这两点与医者的切身利益息息相关，且容易做到，也容易有体会。当有了体会以后，练气对于医者的其他作用就会逐步被发现，而不需要我们再一个一个地讲出来了。我们认为，教会大家走路的方式要比扶着大家走路更好，可以让大家日后走得更远，走得更持久。

二、如何认识与理解形、气、神三者的关系

弟子问：金代刘完素的《素问病机气宜保命集》中有"形者生之舍也，气者生之元也，神者生之制也"之说。形、气、神三者可以说是构成生命活动的

三个基本要素。我们通过站桩锻炼和临床实践发现，对于人体"形"方面进行干预之后，其"气"与"神"层面的相关症状也能得到改善。师父，您对于形、气、神三者之间的关系是如何认识的呢？

师父答：要充分认识与理解"形""气""神"三者的关系，需要足够的知识储备与练功体会，才能把这个事讲明白，何况其中还有属于"道可道，非常道"的东西。为了能让大家明白，我们尝试降低一下维度去分析这三者的关系。

要回答这三者的关系，首先要明白"形""气""神"这三者分别指的是什么？

何为"形"？"形"从大的层面上讲，可以理解为人体肉身；从小的层面看，则可以是脏腑、经络、肌肉、皮毛等。形体是精神和生命存在和变化的物质基础，是生命的载体，故"形者，生之舍也"。"形"对于"气"与"神"而言是一个容器，是一处有物质储备的居所。

何为"气"？中医理论中有很多气，如中气、宗气、胃气、营气、卫气、清气、浊气等。对于这几种气，如果单独去理解，就容易陷入空谈。为了符合临床实践的需要，应做到具体问题具体分析，而这个"具体问题"就属于"形"，"具体分析"就属于"气"。譬如说，我们要讨论"营卫"，那就需要落实到"经络""表里""六经""脏腑"等具体范围去讨论，而这些具体范围就相当于"营卫"的"形"，"营卫"则相当于这些具体范围里面的"气"。因此，我们要认识"气"，就需要明确"形"的范围，如果"形"的范围定义在整个肉身，那么"气"就是充斥在整个肉身中每个角落所有"气"的集合，古人用"元气"名之。

何为"神"？《灵枢・本神》中提出："故生之来谓之精，两精相搏谓之神。"在形成受精卵那一刻，"神"已经产生，此处的"精"是先天之精，属于父母。对于我们自身而言，在形成我们这个肉身，以及充斥我们这个肉身每个角落的元气之前，"神"已经形成了，这里所形成的"神"是"元神"，属于先天范畴。神有元神与识神之分：元神主事源于先天，无思无虑，主事物的内心状态，自然虚灵；识神隐退源于后天，有思有虑，为人的后天意识思维活动表

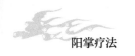
现，灵而不虚。元神作主，控制识神，是识神的内在根基，主宰并调节生命活动，保证机体的有序运行；识神用事发于心，是元神的功用体现，表现在精神意识思维活动中即有思有虑，但当思虑过度、识神过用时，则会干扰元神的主宰并暗耗元神。"心者，君主之官也，神明出焉""心者，生之本，神之处也"，从"形"与"神"的角度去读这两句话，"神"定居在我们这个肉身中属于"心"的这个房间中，而"神"主宰这个"形"的活动。

明白了"形""气""神"的本质，对于它们之间的关系就可以进行梳理了。我们的理解是"形"是"神"与"气"的载体，"神"是"形"与"气"的主宰，"气"是连接"形"与"神"的纽带，如图10-1所示。

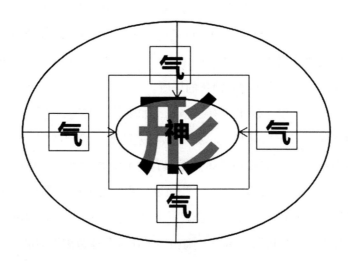

图 10-1　形、气、神的本质关系示意图

三、临床中如何从形、气、神入手进行治疗

弟子问："形""气""神"既然是构成生命活动的三个基本要素，目前对于我们内科医生而言，治疗疾病的常用手段是中药汤剂，而治疗靶点或多或少都涉及"形""气""神"三个方面，那如何直接从这三者的角度入手去解决临床问题呢？

师父答：在智斌和秋慧等人写的《浅析李东垣调形、调气、调神"三维一

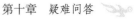

体"调理观》(发表于 2021 年 2 月《环球中医药杂志》)文章中，以及秋慧的硕士毕业论文《阳掌桩法改善克罗恩病缓解期患者机体成分的临床研究》中均对这个问题进行了讨论与总结，只是这个讨论仅限于李东垣的学术体系与克罗恩病的范围。

我们可以先从最简单易懂的"形"的层面说起。"形"是"气"与"神"的居住之处，"形"的好坏直接影响着"气"与"神"的居住环境，对"气"与"神"而言是非常重要的。因而保养生命，应重视调形、养形。

以阳掌桩法为例，站桩最直接的作用就是调"形"，通过特定站桩姿势的训练，日积月累地调整人体的形态结构，使形体舒展，经络畅通，从而使"气"的升降出入顺畅，"神"出入心舍也更加敏捷。

如果把正常形态的人体比喻为一个可以装满 2L 水的塑料瓶，那么这个瓶子就相当于"形"，而瓶内的水就好比"气"与"神"。如果"形"的层面出现问题，就像塑料瓶处于一种扭曲状态，此时就只能装 1L 或者更少的水，再装的话水就会溢出、漏出，而实际上瓶子里的水还没有达到这个瓶子原有的饱和量。在临床中，我们常常可以看到这个患者明明处于虚的状态，可用了补药就是没用，补不进去，而且还容易上火，这在一定程度上就是因为此患者的"形"没有调整过来，他目前的这个"形"还装不下这些补药。克罗恩病患者很多都是又瘦又弱，部分还处于营养不良状态，就如被捏扁的塑料瓶，明知道是需要补虚，但是只要补的分量稍微增大一点，就会出现"虚不受补"的表现。而站桩训练可以通过调"形"的方式将瓶子恢复到原来或接近原来的形状，这时候就可以有更多空间去容纳东西，类似"厚德载物"的道理。

我们发现克罗恩病患者通过站桩训练，可以让肌肉含量得到提高，同时降低了炎症指标，以及疾病活动评分的分值。为什么简单的一个站桩动作，可以达到这样的效果呢？因为脾主肌肉四肢，脾气虚弱，则肌肉痿软无力；而肝为"罢极之本"，主筋，从现代医学角度看，站桩训练属于自身抗阻训练的一种，对于小肌群及筋膜的锻炼非常有用。同时，脾主肌肉，肌肉的锻炼对于脾脏功能的修复也是有作用的。现代研究表明，肌肉中含有的谷氨酰胺，在消化道黏膜受到损伤时，会被转移至消化道中进行黏膜修复。筋膜的锻炼可调动肝经的

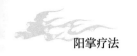
元气，肝经元气充盛，土得木而达，脾胃得肝之疏泄，气机通畅得以斡旋，既促进了脾胃的吸收与布散，又帮助脾胃发挥了中焦运化的功能，脾胃的升清之力使四肢肌肉强健。中焦的转运作用恢复，形体得养，并为调气与调神打下基础。李东垣在《脾胃论》中对于疾病的调理提出了"小役形体"，即调形。人体十二正经走行多为纵行，长期坚持站桩训练，"下盘"会更加稳固，上肢也会更加灵活，而协调性锻炼反过来可帮助大脑的支配，防止运动功能退化。长期站桩锻炼可调整脏腑功能，增强体质，实现"正气存内，邪不可干"。总而言之，站桩可以通过调整人体的形态结构，进而调整气与神的状态。

这是从调整肉身形态这个大的层面去理解调"形"，如果从脏腑、经络等层面去认识，那么这里的调"形"就包括外治、手术等方式了，所以对于调"形"的认识需要开放，根据具体情况来选择"形"的范围与调"形"的手段。

如何调"气"？上文说过，"气"是一个很宽泛的概念，如果没有固定的"形"作为前提条件，讲调"气"是没有什么实际意义的。因此，在讲如何调"气"之前，我们先要设定一个"形"的范围。为了论述的逻辑完整性，我们设定这个"形"是整个肉身，那么这个"气"就是元气了。元气包括先天之气和后天之气两个层面，先天之气凡人很难去调，所以这里论述的主要是从后天之气的层面来调元气。"气"的作用是连接"形"与"神"，其表现方式是升降出入，因此调"气"就是恢复"气"的正常升降出入。升降出入是气在自然界普遍的运行规律，阳升阴降，升降相因，如环无端，则万物生化有序。《素问·六微旨大论》中指出："出入废，则神机化灭；升降息，则气立孤危。故非出入则无以生长壮老已，非升降则无以生长化收藏。"人体气机运行通畅，升降出入协调有序，则阴平阳秘而贵如常守；气机运行不畅，升降出入失常则灾害至、疴疾起。智斌等在《浅析李东垣调形、调气、调神"三维一体"调理观》一文中就总结过调"气"四法：顺四时以助升降出入、因势利导以复生化承制、借药食性味以舒元气及少言养气以治未病。这四法虽然是立足于李东垣的学术体系，但也是我们日常调"气"过程中最常用的四种方法。如需了解具体内容，可以去看看这篇文章。

此外，对于后天之气的认识，我们认为宗气、中气、肾气是后天之气中比

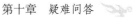

较重要的组成部分。这里需要强调一点：此处的肾气是指人体这个肉身形成以后才开始有的肾气，这个肾气是可以调整的，也是肾气丸的主要作用；而传统所认为的肾气是指先天之气，是肉身形成之前，两精相搏之时所产生的，这个是很难借助药物去调整的。

关于如何调"神"，回答起来比较复杂。我们还是从大家比较熟悉的维度来回答。心为君主之官，是"神"的居所，"神"从心而出入，因此在大多数情况下，调"神"主要通过调心来完成。心主血脉，心神得血养而安，神安则出入敏捷，而心血由脾胃输送的精微物质运化而来，血生则脉旺。如果神失血养，则心神不宁，妄动火生；或者出入不灵，郁而化火。此火可以消耗元气，进而出现"火与元气不两立"的状态，这是调"神"从心论治的一个点。另外一个点，人是具有七情的动物，七情不安，心生凝滞，津液不行，心血无以生，心神无以养，则心乱而烦。因此，需要"虚心以维神"，虚心安于淡薄，少思寡欲，心神避免外界干扰，胃中元气得以舒伸，阴火得泻，嗜欲不能劳其目，淫邪不能惑本心，血气调和，神清气爽，则身体安康。除了从心调神，还可以从"气"与"形"的层面来调神。"气"是"神"与"形"沟通的桥梁，通过调"气"诸法，可以让"神"机出入敏捷，对于"形"的支配更加灵敏，这样"神"就不容易被劳伤，或者说做事没有那么"费神"，也是属于调"神"的方法。"形神合一"这个词就告诉我们，从"形"入手，也可以达到调"神"的目的。在克罗恩病研究中，我们发现患者通过阳掌桩法的站桩训练以后，其睡眠质量得到改善，焦虑与抑郁的状态得到改善，生活质量得到提高，这就是通过调"形"达到调"神"的效果。除了上面提及的方面，还有一点需要大家关注，就是当疾病治疗效果不佳的时候，需要注意患者的睡眠状态。因为睡眠是最佳的调"神"方式，如果患者睡眠不佳，就提示我们在立法处方中要注意兼顾调"神"，甚至有时可能还要把调"神"放在首位。

四、为什么弟子选用同样的穴位而治疗效果不如师父呢

弟子问：我们在跟师学习的过程中，会把师父选用的穴位记录下来，师

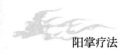
父也会跟我们讲选穴的目的、作用，以及配穴的原理。如阳掌针法中的"手三针"的适用范围很广，也是比较常用的配穴。可为何在同一个患者身上，我们选用跟师父同样的穴位，治疗效果却不如师父呢？

师父答：这是大部分跟师学习中的普遍现象，而并非阳掌疗法所特有的。因此，对于这个问题，我们可以先从普遍性角度来回答，然后再从本疗法的特殊角度回答，这样或许更加全面。

从普遍性角度而言，所有的学习都需要经历观察、模仿、熟练、生巧的过程，是一个从生搬硬套到融会贯通的过程。

无论学习针法还是学习拍打，观察是学习技能型技术的第一步，而大家最初的观察点都容易集中在具体的操作上，譬如说这个针如何扎下去、如何提插、这个拍打的姿势如何等，但很少关注判断选择部位的方式。就以"手三针"为例，穴位搭配都是固定的，合谷、列缺配内关，但是如何找到合谷、列缺与内关的准确位置，大家在观察中常常忽略这个问题。我们用"寻穴"这个词概括了确定穴位的准确位置的整个操作过程。穴位是需要寻找的，教科书上的穴位同身寸定位法，只是以标准人体结构为蓝本的定位法，但我们在具体临床实践中发现，穴位是会"跑"的，它可能在标准位置的附近，而不是在标准位置之上。为何会出现"跑穴"的现象呢？因为每个人"形""气""神"的三个层面都不一样，气血禀赋不一样，就诊时的虚实状态不一样，在这些内外因素同时作用下，经络的走行就会出现偏移，穴位也随之出现偏移，从而出现"跑穴"。

那如何把这个穴"寻"回来呢？可以概括为"视"与"触"两个方面。"视"，就是要看标准穴位上下左右的皮肤有没有特别明显的色差之处（特别是黑、白、红、青、黄几种颜色），有没有特别隆起或者凹陷的地方，正确的穴位一般都是在这些特殊的点上。"触"，就是去触摸，又可以分为两种方式：第一种是寻经触摸，多用于寻找十二正经上的穴位，根据经脉的走行方向，从始端往目标穴位方向寻找（这个路径长短因人而异），用拇指或者食指的指腹（因为这两个手指触觉比较灵敏）去循经触摸，寻找有结节、条索、隆起、凹陷、软塌、紧张、冷感、热感、粗糙等异常感的部位；第二种就是在标准穴位附近寻找上述异常手感点，多用于非十二正经上的穴位。

另外一个影响疗效的因素，是针刺或者拍打的深浅。我们前面强调阳掌疗法的分层定位观，就是要分清病位的层次所在，包括皮部、络脉、分肉、经筋、肌肉、经脉与筋骨等。如果病位是在筋部，而我们针刺或者拍打只是达到肉部或者脉部，疗效就会下降，这个道理并不难懂。但是如何把病位深浅判断出来，并且施术时能准确作用到这个层次，就得靠手上的功夫了。弟子跟师父学习，可以模仿师父的动作、操作的顺序，但手感是很难模仿的，手感是建立在对这项技能熟练掌握的基础上的，没有大量的练习与临床实践是很难建立的。而我们做治疗的时候，操作可以程序化，但是手感的形成是需要在长期的临床实践中突然开悟的。比如说我们常用的阳掌拍打，初学者一开始可能只是打在皮肤这一层，患者的感受是疼，而且容易形成皮损；跟师一段时间，有了一定的临床实践后，打的层次就加深，可能达到肌肉这一层，那么患者的疼痛感就不会太强，而且拍打完以后的短期疗效，以及长期疗效都有提高。这除了要求对技术动作的熟练外，关键还有拍打下去的那一瞬间，患者的病变部位会给施术者传导一种信息反馈，而有手感的施术者就能够感知这个信息，在做下一个拍打动作之前，就会有意无意地调整拍打的力度，以及拍打时手指充气量的多少，进而调整作用部位的深浅。而这个调整过程贯穿于整个拍打过程，就是边拍打，边感知，边调整，是一个根据手感进行动态调整的过程。

当然，除了上述两点，从普遍性角度而言，弟子疗效不如师的原因还有很多。之所以强调这两个点，是因为这两点比较容易被忽视，看着简单，而要真正做到需要反复实践与思悟。

如果单就本疗法而言，那就是对于“形”“气”“神”三个层面的认识、理解、锻炼与应用问题。在对“形”“气”“神”的认识、理解上面，我们已经讨论过了，这里主要讲一下锻炼方面的问题。阳掌疗法建立在阳掌桩法锻炼的基础之上，这也是本门疗法获效的基础所在，而此基础的厚薄就极大影响着本门疗法的运用。站桩是一个锻炼“形”“气”“神”最简单而有效的方式，动作看似很简单，但能长期坚持下来就非常不简单，因此我们在“站桩篇章”中就强调：不要苦练，但要勤练。苦练容易出问题，勤练可以修心养性而凝神，这正

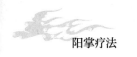

是阳掌疗法的特殊性所在。

五、为何弟子模仿师父的处方用药模式而效果不如师父呢

弟子问：除了外治法外，师父的处方模式也是我们一直学习、模仿的。有时候，我们还会把一些疑难病例发给师父，请师父进行远程指导或者远程会诊。可为什么在这样的情况下，我们的疗效还是不如师父呢？

师父答：对于这个问题，需要分成两个部分回答。第一个部分是回答为什么模仿处方用药模式效果不如我们；第二个部分是回答为什么在远程指导或会诊情况下，效果不如我们。

回答第一个问题：首先需要有一个前提条件，就是你的辨证准确，如果脱离这个，单纯论方药的有效、无效，是没有任何意义的。最起码辨证的大方向是不能错的，否则用再精妙的方子都不一定有效。以辨证大方向正确作为前提，其实立方也好，用药也罢，与上面回答选用穴位的道理是相通的，也是一个从纸上谈兵到心领神会的过程，类似的道理就不再重复了。处方用药与外治法相比，有其应用的特殊性，其特殊性体现在每诊的处方用药都是一个灵活变通、随势应变的过程。

我们常说，用药犹如比武，比武双方的第一招通常只是试探，后面的搏击过程才是重点，每次出招都要根据对方情况来定，要的是"见招拆招"。处方用药也是一个道理，第一诊的处方用药从哪个方向入手不是最重要的，关键在于治疗过程中能否顺应患者的变化进行调整。对于疾病核心病机的认识属于不变的范畴，但是这个病机作用在每个个体所表现出来的东西却具有异质性，治疗以后也会在不同层面产生不同的变化，能否在不变的基础上，灵活变通、随势应变来调整处方用药，就决定了治疗目标能否实现。一个医者临床功力的高低，常常体现在整个诊疗过程中处方用药的随机应变上，这也是我们需要注意学习的方面，而不仅仅是机械性地去模仿老师的处方用药模式。关于这个道理，大家可以读读毛泽东写的《矛盾论》，可以帮助我们理解。

回答第二个问题：我们认为与信息传递过程中出现的递减效应有关。也就是说，远程会诊或者指导，常常无法从多个维度去全面了解病情，往往容易因为某些关键性信息的丢失而影响我们的判断，或者影响你们对于我们意见的理解，这就是信息传递过程的递减效应。就算我们通过问诊表，把问题都固定下来，尽量避免出现信息丢失，也一样会影响疗效。原因在于问诊表也好，固定问诊方式也好，只是解决了普遍性的问题，却解决不了特殊性的问题。问诊表可以大概得到一个患者的基本信息，但到处方用药的时候，还需要兼顾很多方面的情况，需要每个患者在这个疾病或者在这个状态下的特殊信息，这个信息可能在别的疾病或者状态下不是关键信息，但是在这个疾病或者这个状态下就成了特殊而重要的信息。正是因为有这种递减效应存在，反映到我们的处方用药与指导当中，就会影响最后的临床疗效。

信息递减效应还包括了对患者"气"与"神"的判断。远程会诊或指导时，我们很难通过文字、图片或者只言片语来准确把握患者的"气"与"神"，因此，或多或少会影响处方用药和疗效。而直接面对患者，我们可以通过四诊合参，尤其是与患者的交流、沟通，更加全面地掌握患者"气"与"神"的准确信息，那么处方用药的效果也就相应更好。

六、如何认识络脉，如何通络

弟子问：经络这个词我们常说，其中经脉是我们比较熟悉和常用的，但对于络脉就比较陌生了，临床上也只是选用络脉上的一些穴位，而对于络脉究竟是什么，还缺乏认识。在临床上运用络脉治病，使用最多的也就是"久病入络"的理论，但对如何通络也是不太明白，请师父指点。

师父答：络脉包括两部分，一部分是十五络脉，另一部分是孙络。十二正经在肘、膝关节以下（远身端）别出一条支脉，这条支脉连通与其相表里脏腑所相关的经脉，加上任督二脉各别出一条支脉和脾之大络，组成十五络脉。孙络则是分布在人体全身各处的细小络脉，《灵枢·脉度》曰："经脉为里，支而横者为络，络之别者为孙。"孙络遍布全身各处，既分布在皮肤、腠理、毛孔等与外界相交通的浅显部位，也分布在各脏腑、焦膜、经络之间。

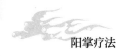

经脉走行模式以垂直走行为主，而十五络脉从经脉中分出，孙络又从十五络脉中分出，则是横向走行，呈现出一个立体的网状结构。这个网状结构有利于"气"的出入，对内有助于"形"与"神"的协调统一，对外则是接受大自然的信息通道，有利于人体适应外界变化，帮助体内的气机与外界气机协调统一。

《素问·缪刺论》中云："夫邪之客于形也，必先舍于皮毛，留而不去，入舍于孙脉，留而不去，入舍于络脉，留而不去，入舍于经脉，内连五脏，散于肠胃……"《素问·皮部论》中云："邪客于皮则腠理开，开则邪入客于络脉，络脉满则注于经脉，经脉满则入舍于腑脏也。"这个网络结构因为分支太多、太细，走行于络脉的气血与经脉相比，体量要少得多，尤其孙络层面，气血就更加薄弱了。"邪之所凑，其气必虚"，所以络脉容易受到邪侵或者其他原因而导致闭塞不通。邪气从皮毛而入，先经孙脉，然后到络脉、经脉，最后进入脏腑。

络脉是一个立体网状结构，沟通表里（表里经、脏与腑、皮毛与脏腑），病邪入络不仅可以出现于久病，新病也会出现。因此，通络之法需要根据病之新旧、病位深浅、患者自身元气的强弱、医者自身元气的强弱，以及医者自身对于疗法的掌握程度来选择，并不能一概而论。下面举两个例子来说明白这个道理。

第一个例子：如果一个患者是外感寒邪，寒邪束表伤卫，导致皮毛的孙络闭塞，此时通络法的关键就在于散寒，寒邪散了，卫气得复，孙络就会恢复畅通。若医者对方药比较熟悉，可能使用麻黄汤、葛根汤、荆芥防风汤等就可以解决问题了。或者医者对针法比较熟悉，用针刺合谷配大椎，患者微微汗出，寒邪也可以散，孙络也可以通。或者医者对拍打技术掌握熟练，可能拍打大椎、风池、风府、肺俞等部位，同样可以解决问题。但是，如果患者本身的元气不足，那么单纯用药物的话，经过运化所能作用到病所的药力就比较少，这时候就需要配合艾灸，以加强局部的作用，这样也能散寒邪，通孙络。因此，使用什么方法通络，需要根据实际情况决定，不能一概而论。

第二个例子：如果这个患者久咳，舌淡胖、有齿印，脉又很弱，是一个典型的气虚型咳嗽。虽然在补益元气，但咳嗽一直无法根除，此时同样可以从通络角度入手解决。为什么呢？气为血之帅，气虚则血行减慢，行至络脉，则日久成瘀，出现络脉不通的表现。络脉是药达病所的"最后一公里"，络脉不通，则药不达所，因此需要配合通络法。那选择何种通络方法呢？跟第一个例子一样，需根据实际情况来灵活选择。中药处方可以用点虫类药，或者搜风入络的草药；对虫类药容易过敏者，可以用点养血活血药。如果不想在中药处方上做太多调整，也可以配合阳掌拍打，因为阳掌拍打是一个攻补兼施法，而且通络效果特别好，可以直接作用在需要通络的部位，简便而有效。如果想省力，也可以选用阳掌针法，但前提是医者自身的气要够，否则无法达到通络的效果。

通过上面两个例子，我们就是想告诉大家，通络不能单纯理解为活血化瘀，也不能单纯认为用某一个方法就能通络。"必先其所因，而伏其所主"，不从病因上入手，没有治疗主线为依归的通络是不符合中医整体观要求的。除了病因外，还有气的强弱问题。这里的气包括了患者与医者双方的气，在患者之气很弱的情况下，过于强调通络，会导致气进一步耗伤，络脉就更加不通了。此时需要在补气的基础上，根据气的强弱来决定通络的力度。如果这个患者来不及补气，却需要尽快通络来解决局部问题，那就需要医者自身的气足够，并能熟练驾驭，这样就可以用针法、拍打、艾灸等外治法，直接作用于需要通络之处，同样可以起到通补兼施的作用。

七、如何认识"虚"与"实"的问题

弟子问：关于"虚"与"实"的问题，无论是辨证时，还是治疗时，都需要直接面对，无法回避。那在临床上，如何来判断"虚实"，又如何处理"虚实"？

师父答：关于"虚实"，其实大家在学校都有学过，辨证中的八纲辨证就有虚实辨证，在治疗中就有"虚则补之、实则泻之"的原则。因此，要全面地解答这个问题，直接看教材就行了。当然大家问到这个问题，肯定是有原因的，其中最主要的，恐怕与临床息息相关。就是在临床中，明明患者是一派虚

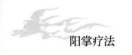

象，为何用补虚的方法效果却不好？明明是大便不通的阳明腑实证，为何用了通下的方法效果不佳？

既然大家的问题是源于临床，那么我们也就从临床角度来解答，不求全面，但求真实。

在实际的临床中，单纯的虚证与实证是非常少见的，即使是一个癌症患者，也往往是处于虚实夹杂的状态。因此，我们临床中对于虚实的疑问关键就在于如何辨清虚实的主次关系，辨清虚实的病位所在，辨清虚实之间的因果关系。

我们还是以咳嗽为例子来解析。"五脏六腑皆能令人咳，非独肺也。"《素问·咳论》中的这个条文大家都非常熟悉，可当我们在临床上真正碰到咳嗽的患者，还是难以避免从肺来论治。这并没有错，因为无论是什么原因引起的，最后都是导致肺的宣降功能失常，才会出现咳嗽症状。也就是说，肺是咳嗽症状出现的靶器官，只是引起靶器官损伤的原因就不一定只是与肺相关了，五脏六腑均有可能影响肺的功能。咳嗽若从虚实论治，有实证咳嗽，有虚证咳嗽。如果再结合"五脏六腑皆能令人咳"的辨治理论，那就存在某一脏某一腑是处于虚的状态，而另一脏一腑又是处于实的状态。这两种状态相互作用或者单独作用，导致肺这个靶器官出现问题，进而引起咳嗽。或者说患者整体处于一种虚证状态，而在某一脏或某一腑却处于实证的状态。这两种状态相互作用或者单独作用，导致肺这个靶器官出现问题，进而引起咳嗽。

由此可见，咳嗽看似是一个简单的症状，但实际治疗起来却不简单，难度不小，恐怕没有一个医生敢说自己能治好所有的咳嗽。咳嗽症状虽然简单，但是若从虚实层面而言，有比较单纯的情况，也有复杂的情况。而面对复杂的情况，如何辨清虚实比例、虚实之间的关系，以及虚实对目前症状的影响等，都会影响我们的治法及疗效。

那临床上如何判断与处理咳嗽的"虚实"呢？无非还是中医的望、闻、问、切，四诊合参。

望，主要是望患者的神，尤其对于老年人或者久病之人，望神非常重要。如果一个咳嗽患者神气衰少，神不守舍，那此时我们首先应该调神，而不是治咳嗽。

闻，是闻患者的咳嗽声、说话的声音与语速，这一点估计大家都有经验，如少气懒言、咳声高亢等。可临床上有一种情况，患者少气懒语，同时又咳声高亢，这说明患者在气虚基础上，合并局部的热邪，也就提示我们治疗要清补兼施。

问诊是一个医患互动的过程，在这个过程中有几点是需要关注的：一个是大便通不通，大便不通，腑气不降，会在一定程度上影响肺的肃降功能，那么我们治疗时就要兼顾腑气不降这一点；再就是睡眠好不好，因为睡眠不佳，或者难以入睡，是神不安的表现，而神不安易躁伤肝，引动肝风，肝风内动同样可以导致咳嗽，这时候就需要养肝息风，严重的还要镇肝平风；还有一个是胃口好不好，如果胃口不好，则代表脾胃功能运化能力不足，汤药就不能太重味了，而汤药不足的部分就需要用外治法来代替。

切诊方面包括脉诊、腹诊和对局部皮肤肌肉的触诊等，主要是判断气血虚实、气机升降出入、五行生克、有无外邪等。切诊方面的内容比较复杂，需要碰到具体患者，老师手把手地教学才能讲得透彻，在此处就不展开了。

对"虚实"的处理，还需要补充一点，就是关于针刺提插补泻的问题。按照教科书的表述，"慢提急按是补法，急提慢按是泻法"。所谓慢提急按，就是针刺得气后，在得气处小幅度上下提插，重插轻提。急提慢按，就是针刺得气后，在得气处小幅度上下提插，轻插重提。对于这一观点，我们只提出来，不做评论，但是可以说说我们在临床运用针刺提插补泻的一些体会，供大家互参学习。

刚才我们提到，如果问诊的时候，患者胃纳不佳，脾胃运化功能比较弱，这时我们选择药味就要轻，毕竟药物治病需要脾胃功能来运化，如果脾胃功能比较弱，而药味重了，脾胃的运化负担就加大了，这时就不是药物治病，而是药物要命了。但是现实很残酷，如果药味轻了，对于基础是虚证的患者而言，起效就会慢，这时候就需要配合外治法了，其中针刺就是比较快速有效的方法。我们常用"手三针"来治疗肺系疾病，对于虚证基础的咳嗽，在"手三针"的穴位下可能是一种实证状态，或者有邪气聚集状态，这时患者气又不

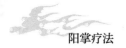

足，那如何才能把这种实证状态解除，而把邪气散掉呢？如果按照教科书讲的来做，就是要用急提慢按的提插方式来泻，而用急提慢按手法的前提是要得气，如果不得气，单纯做急提慢按是无法达到泻的效果的。此时矛盾点就来了，这个患者本身气很弱，气不达此穴，这就要求医生在进针的同时能做到气随针入。阳掌针法用管针拍针入穴的方式，进针很快，手指的气可以随拍针的那一下进入穴位，然后快速进针，直达病所；再做提插，而提插的过程是根据手下的针感及患者耐受度来进行的，没有规律可言，可以说比较随意。这种随意是根据患者的反应进行调整的，随势而动，有时候还会采用急按后，从慢提突然转为急提的手法。

这个操作过程就与我们教科书上说的存在差异了，差异的关键就在于对得气的认识。患者出现虚弱状态，单纯催气是很难把患者剩余不多的气调动到穴位下的，并且调动过来的气还要聚集一起，这个是非常难的。这就需要医者手指先得气，再施针，医者的气就可以随针进入患者的穴位下，这个过程就是一个补的过程。虽然这个穴位是处于一种实证或者邪气聚集状态，但是如果没有正气作为驱动，这些聚集成团的东西是无法散走的。因此，在我们做提插之前，需要让正气聚集于此，这就是一个补的过程。补完以后，再做提插手法，就可以根据病之深浅、患者的耐受度来调整，边补边泻，边泻边补，我们称为"随应补泻"。

通过以上针刺提插补泻法的讲解后，我们可以回过头来再看"虚"与"实"的问题。"虚"与"实"是一对矛盾，医生在判断和处理的时候，一定要谨记它们彼此是相互统一，又相互对立的。认识到这一点，就具备了判断与处理"虚""实"问题的战略眼光，再根据具体问题制订具体战术，决不能纸上谈兵。

我们可以用《素问·宝命全形论》中的一段话对这个问题作一总结："若夫法天则地，随应而动，和之者若响，随之者若影。道无鬼神，独来独往。"

八、阳掌综合疗法中各个疗法的最佳适应证及如何选择和配合

弟子问：阳掌综合疗法中包括各种功法、方药、阳掌拍打、阳掌点穴通络灸法、阳掌指拍贯气针法、阳掌按摩疗法等，这些疗法在适应证上有何异同？临床上又该如何选择与协调运用？

师父答：有关各种疗法的适应证，在各疗法的概要及注意事项中均有介绍。只是因为有些疗法的适应证有相同的部分，也就是说，某些病证既可以用这个方法，也可以用那个方法，所以大家才会有上述困惑。

对此，需要首先明确各种疗法的定位。就道、法、术层面而言，各种疗法只是属于术的层面，或者说都只是处理问题的工具，而用什么思想来指导使用这些工具属于道的层面，何种情况下用何种工具属于法的层面。本书各章节中所介绍的病例，都是对道、法、术认识与运用的具体体现，从中大家可以看到并非每个病例只有一个最佳治疗方式，各个疗法都是相互配合使用，有时候能用一种疗法解决的病证，我们就不用两种、三种疗法。如果发现一种疗法无法解决，那就需要配合其他疗法，或者服药，或者练功，或者针刺，或者艾灸等，最终的目的都是解决问题。

当然，在一个病证诊治过程中选用多种疗法需要有主次之分，但并非为主的疗法要比其他疗法优良，只是这个疗法对于这个病证起效最快、最省力，也最省钱，因此才将这个疗法作为主要疗法，而其他疗法则作为次要疗法予以配合。而当患者眼下的问题被解决后，又发现或者表现出其他问题，这时我们就要根据新出现的问题，重新调整治疗方法，其原则还是以起效最快、最省力、最省钱作为主要疗法，其他疗法作为次要疗法。由此可见，各种疗法的选择与主次是围绕一个个具体病证来确定的，脱离具体病证谈优劣，那就容易陷入机会主义与冒险主义的陷阱。

以痹证治疗为例，如果这个痹证患者只是一两个穴位导致的闭塞，那么只要通过针刺或者艾灸，把穴位及其穴位附近的络脉打通，气血一充盈，这个问题就解决了。但如果痹证范围比较广，呈片状或带状出现，也就是大范围的

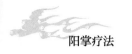

络脉闭塞，这时选用阳掌拍打的治疗效果就应该是最好的，因为其作用面积够广，比针与灸更能有效地疏通这种广泛的络脉闭塞。同样是痹证，若这个患者本身气血虚弱，虽然局部的痹证通过阳掌拍打方式解决了，但是气血虚弱的基础仍然存在，这样很容易再次感受风寒湿邪气而发病，此时就需要服用一段时间的中药，把气血补起来。其间还要时时观察患者是否再次感受外邪等，如有复感，则又需要选用外治法处理。若痹证患者整个人非常虚弱，神气不足，此时用局部拍打就不是重点，而是要控制拍打的力度，以稍微解决局部络脉的不通，重点是要通过外气治疗来补充其元气，稳定其元神。此时，外气治疗就是主要手段，而拍打就变为次要手段。

总之，阳掌各种疗法并没有所谓的最佳适应证，合适就是最佳；各种疗法之间也没有一成不变的主次关系，都是要根据临床实际病情来选择、调整。而要做到这一点，除了需要一定的临床经验，更重要的是要建立运动的中医整体观。没有建立运动的中医整体观，而只单纯学习经验，那就是舍本求末了。

九、阳掌综合疗法的核心指导思想是运动的中医整体观

弟子问：师父您提到运动的中医整体观，这个是否就是阳掌综合疗法的核心指导思想？

师父答：运动的中医整体观包含了三个关键词，即运动、中医、整体观。也就是说，这个整体观是中医领域的，不是机械的、静止的，而是运动的、变化的。

这个概念就字面而言不难理解，关键是要做到知行合一。也就是在具体临证实践中，如何运用运动的中医整体观进行诊疗，这才是最难的。

我们试以肿瘤为例，来谈谈这个运用问题。"阳化气，阴成形"是中医对于无形与有形的阴阳认识，气与形的关系前面已经反复论述了，这里不再重复。肿瘤是已经成形的东西，是"阴成形"的范畴，而"阴成形"并非一蹴而就，也不是一开始成的形就是肿瘤。阴阳互根，互为一体，阴要聚才能成形，阴聚的原因有很多，就阴阳层面而言，就是阴阳互为一体当中，阴占的比

例比阳多，那么在这种阴有余而阳不足，阴中裹阳的情况下就逐步聚为一团，形成了局部有余的状态。如果人体的正气充足，那么正气就可以冲破这一团东西，与这团东西里面的阳气相通，阴聚的局面就会被打破，重新建立"冲气以为和"的阴阳互根状态。如果正气不足，这团东西就会借助包裹的阳气进行局部生化，久而久之就成了肿瘤。此时的肿瘤具备了一定神的状态，为了自我的生存与壮大，会主动吸取周围的气血，甚至全身的气血。这时候从虚实角度而言，这个肿瘤是一个实证的状态，但是它的周围乃至全身就处于虚证状态。从肿瘤的形成过程，局部与全身的阴阳、正邪、虚实运动的整体认识，就指导着我们在不同的阶段要使用不同的治疗方法，从而达到不同的治疗目标，这就是运动的中医整体观。

上面这个例子是从内在整体观而言的。"夫人生于地，悬命于天，天地合气，命之曰人"，若从内外相合的角度来看，也需要运动的中医整体观。以咳嗽为例，不同季节有不同的咳嗽，这就是自然四季之气对人体气机的影响，尤其老弱病残者，或基础状态差的人，更容易受到外界变化的影响。这时候，我们治疗咳嗽，处方用药就要兼顾四季气机变化。在这本书的很多咳嗽案例中，经常需要调方换药，可能只是加一味、减一味，其指导思想就是运动的中医整体观，没有这个指导思想，阳掌综合疗法就缺少了灵魂。

最后，还要强调一点，就是阳掌综合疗法是在"形""气""神"三个维度进行的，而运动的中医整体观也指导着这三个维度的治疗。如果说阳掌综合疗法具有优势，那就是其在运动的中医整体观指导下，不仅调动了"气"，还调动了"形"与"神"。调动"气"或者"形"大家不难理解，经过学习也可以逐步掌握，而如何调动"神"的作用，那就需要下功夫了，这个功夫的关键在于"无意"。如果说调动"气"与"形"还存在"有意"的影响，那调动"神"的作用，就需要"无意"的功夫。对于"无意"，很难通过文字或者语言来表述，需要弟子们在学习阳掌综合疗法过程中，躬身练功，在练功中去体会，去感悟。

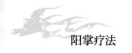

十、关于"肝阳虚"的认识

弟子问：师父在临床辨证中曾提到"肝阳虚"的概念，请师父详解一下。

师父答："肝阳虚"这个概念少有人提及，但也并非我们独创，叶天士就曾提出这个观点，如其"调肝法"中采用大小补肝汤调补肝阳。从中医基础理论的角度而言，有肝阴虚，一定就存在肝阳虚；有肝血虚，同样也会存在肝气虚。阴阳是一对整体，而"气血者，阴阳之男女也"，所以肝的阴阳气血均会出现"虚"的状态。那为何少有人提及"肝阳虚"呢？其重要原因是不知道"肝阳虚证"的辨证要点及具体干预方式。

"肝阳虚"常常以脾阳虚的表现形式出现，"肝阳虚"常是"脾阳虚"背后的隐藏病机。临床中有些患者胃纳可，但是少吃则饱，怎么吃都不胖，不耐劳倦，性格敏感，夹有风象，左脉偏细偏弱，用运脾、温脾、消食、行气等调理脾胃的方法往往无效，这就需要从"肝阳虚"的隐藏病机来考虑了。此外，"木生火""火生土"，肝阳虚会导致心阳虚，心阳虚会导致脾阳虚。脾阳的治疗，不能单纯温脾，还需要补肝与心的阳气，才能达到补脾阳的目的。我们临床上比较常用的补肝阳药对是黄芪配乌梅，黄芪一般 30g 起步。用乌梅的含义：酸味入肝，阴阳互根互化，肝体阴用阳。

讲到"肝阳虚"，就要提到"肝阳上亢"与"肝火旺"。"肝阳上亢"并不是肝阳充足，而是由于水不涵木所导致的，需要滋水涵木，以平肝阳，而不是清肝阳。"肝火旺"则是肝有实热，需要直接清泻肝火。

第十一章　阳掌疗法现代临床研究及展望

近年来，以广东省中医院传承弟子为主体，开展了阳掌疗法的临床经验总结和科研工作，在阳掌拍打疗法治疗肩周炎、神经根型颈椎病，以及阳掌桩功改善克罗恩病缓解期患者机体成分等方面进行了研究。兹将研究结果简述如下，为该疗法的进一步推广提供参考。

一、阳掌拍打法治疗气滞血瘀型肩周炎临床观察

肩周炎是肩部关节囊和关节周围软组织损伤、退变而引起的关节囊和关节周围软组织的一种慢性无菌性炎症。临床常表现为肩部疼痛，夜间发病明显，并逐渐加重，致使肩部关节活动功能受限，严重时可出现局部肌肉萎缩或关节僵硬。根据肩周炎的症状，可将其归为中医"痹证"范畴。目前，临床上大多采用中医辨证分型疗法对此病进行治疗。有研究调查显示，肩周炎中气滞血瘀型占比最大，肝肾虚型次之，气血虚型最少。本研究为广东省中医药局立项课题，通过运用阳掌拍打法治疗气滞血瘀型肩周炎，观察其疗效。

研究纳入肩周炎患者共 120 例，按随机数字表随机分为治疗组和对照组各 60 例。治疗组男 28 例，女 32 例；年龄 40 ～ 75 岁，平均 62.0±10.8 岁；病程 4 ～ 165 天，平均 39.0±2.9 天。对照组男 27 例，女 32 例；年龄 42 ～ 73 岁，平均 60.0±8.6 岁；病程 6 ～ 60 天，平均 32.0±4.4 天。两组患者一般资料比较，差异均无统计学意义。

诊断标准参照《中医病证诊断疗效标准》，设定相应的纳排标准。

疗效标准参照欧洲肩关节协会的 Constant–Murley 综合评分系统（CMS），

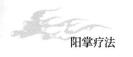

包括 4 个部分，其中疼痛 15 分、ADL（日常生活活动能力）20 分、ROM（关节活动度）40 分、MMT（徒手肌力测试）25 分，总分 100 分。治愈：CMS ＞ 90 分；显效：CMS 70 ～ 89 分；有效：CMS 46 ～ 69 分；无效：CMS ＜ 45 分。

治疗方法：对照组按王启才主编《针灸治疗学》中治疗气滞血瘀型肩痹的针灸处方，选取患侧肩三针（肩髎、肩前、肩贞）、阿是穴、手三里。操作：患者取坐位，露出患侧肩部及上肢。取穴后局部用 75% 酒精消毒，使用一次性 0.30mm×40.0mm 规格的毫针快速刺入以上腧穴皮下，各穴位得气后行捻转泻法，留针 30 分钟，每隔 10 分钟捻转 20 秒，每周 3 次。

治疗组选取局部按压最痛的 2 个部位。操作：患者取坐位，以手掌的背面第 2 ～ 5 指末节为接触点，沉肩、屈肘，保持上肢顺畅，进行拍打治疗。拍打部位或者拍打部位附近出现瘀肿后，循着瘀肿继续拍打，直到瘀肿成片方停止拍打。整个操作过程以患者可耐受为度，每周 1 次。两组均以 1 周为 1 个疗程，共治疗 3 个疗程后统计临床疗效。

结果：两组临床疗效比较，总有效率治疗组为 96.6%，对照组为 80.0%，两组比较，差异有统计学意义（ P ＜ 0.05），治疗组优于对照组。

中医理论认为，气滞血瘀证当以行气活血化瘀为治法，阳掌拍打疗法拍打之后，患者表皮的变化因所患病邪不同而有所不同。局部的疼痛除了在拍打完之后会有所减轻外，在病理产物消散过程中也会逐渐减轻甚至消失，从而达到"气血以流"的经络通畅状态。阳掌拍打疗法通过拍打法来调动患者机体的调节能力，从而达到"阴阳自和必自愈"的临床疗效。

本研究显示，运用阳掌拍打法治疗气滞血瘀型肩周炎较常规传统针刺治疗的疗效更佳，值得进一步深入研究和应用。

二、阳掌拍打法治疗神经根型颈椎病的临床观察

颈椎病指颈椎间盘退行性变、颈椎肥厚增生，以及颈部损伤等引起颈椎骨质增生或椎间盘脱出、韧带增厚，刺激或压迫颈脊髓、神经、血管而产生一系列症状的临床综合征，是增生性颈椎炎、颈椎骨关节炎、颈神经根综合征及颈

椎间盘脱出症的总称。临床上颈椎病主要分为神经根型、脊髓型、交感型和椎动脉型，其中神经根型颈椎病在各型中发病率最高，占比超过 60%，是导致颈肩臂痛最常见的原因之一。本研究观察阳掌拍打疗法治疗神经根型颈椎病的临床疗效。

研究纳入 2018 年 3 月至 2019 年 3 月就诊患者共 52 例。其中男性 39 例，女性 13 例；年龄最小 24 岁，最大 84 岁，平均年龄 50.08±12.44 岁；按随机数字表法，将患者随机分为治疗组和对照组。治疗组男 7 例，女 19 例；对照组男 6 例，女 20 例。两组的年龄、性别，以及病程比较，差异无统计学意义（$P > 0.05$）。

纳入标准：①根据《实用临床疼痛学》中神经根型颈椎病的诊断标准确诊；②影像学证据。

排除标准：①除神经根型以外的其他分型颈椎病；②合并椎体结核、肿瘤；③合并颈椎骨折、脱位、骨质疏松；④严重心、肝、肾疾病；⑤凝血功能异常等其他不宜行阳掌拍打法的疾病。

疗效评价标准：1994 年颁布实施的《中医病证诊断疗效标准》；视觉模拟疼痛评分（visual analogue scale，VAS）标准展开疼痛评分。

治疗方法：治疗组采用阳掌拍打疗法，主要拍打部位为大椎、天柱、颈椎夹脊、肩井。而复杂性病变可根据经络循行或辨证补充病变远端穴位治疗，如根据肩颈部压痛点选择部位；神经根型颈椎病沿上肢疼痛部位循经取穴，如上肢麻痛严重者，选用曲池、手三里、臂臑、肩髃等手阳明大肠经穴位；伴手指麻痛者，还可加用内关、外关穴位；肝肾亏虚者，可加用肝俞、肾俞、足三里等。每周 1 次，共治疗 7 次。对照组采用传统针刺疗法治疗，取穴风池、风门、大椎、肩髃、肩井、膈俞、曲池、外关、合谷，针刺得气后加用电针仪，选用连续波，留针 30 分钟，7 次为 1 个疗程。

结果：治疗组治愈病例 5 例，显效病例 10 例，有效病例 9 例，总显效率为 24 例（92.3%），无效病例 2 例。对照组治愈病例 3 例，显效病例 6 例，有效病例 7 例，总显效率为 21 例（80.7%），无效病例 5 例，两组的比较差异有统计学意义（$P < 0.05$）。本研究显示，阳掌拍打疗法能够有效改善神经根型颈

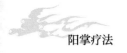

椎病患者的临床症状及体征，且与传统针刺疗法相比具有优势。此外，患者亦可进行站桩训练，在恢复期通过站桩练习达到颈部功能的稳固和预防颈椎病的复发，以起到"未病先防、既病防变"的作用。

三、阳掌桩法改善克罗恩病缓解期患者机体成分的临床研究

本研究为硕士研究生毕业课题。克罗恩病（Crohn's disease，CD）属于炎症性肠病（inflammatory bowel disease，IBD）的一个类型，是一种以消化道病变为主的自身免疫性疾病，可累及从口腔到肛门的全消化道。目前该病的发病机制仍不明确，西医治疗以诱导缓解和维持缓解为主，需要长期服用药物。

克罗恩病患者是营养不良高风险人群，常出现体质量和体质指数（BMI）正常，但机体组成已经发生改变的现象，尤其骨骼肌的减少导致少肌症的发生概率较高，故分析机体组成能更准确地反映患者的营养状态。

阳掌桩法是在自然状态下，通过特定姿势，达到形气双调的中医特色疗法。研究发现，适量适度的抗阻运动可帮助提高患者的肌肉质量和肌肉力量。本研究旨在通过非随机同期对照研究，观察阳掌桩法对克罗恩病缓解期患者机体成分的改善情况，特别是少肌症患者肌肉质量和肌肉力量的改变，为中医特色疗法在克罗恩病缓解期患者中的临床应用提供证据及切入点。

研究选择 2020 年 1 月至 2021 年 1 月于广东省中医院芳村分院脾胃病科炎症性肠病慢性病门诊及住院部确诊为克罗恩病缓解期的患者，按照纳入和排除标准筛选病例。符合标准入组患者 19 例，实验组 11 例，对照组 8 例，其中实验组中途脱落 1 例；最终纳入患者 18 例，其中实验组 10 例，对照组 8 例。两组维持基础中西医治疗方案，实验组进行阳掌桩法的干预训练，对照组不参与阳掌桩法训练，同时确保实验期间不参与其他抗阻训练。观察时间为 3 个月，主要观察指标为机体成分组成变化及握力变化，次要观察指标为生存质量改善情况。机体成分组成变化，通过 Inbody770 成分分析仪进行监测；握力变化，通过 WCS–100 型电子握力计进行握力测试；生存质量改善，通过填写"IBDQ量表"进行评估。

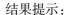

结果提示：

（1）肌肉质量与力量方面：对干预前后两组组内患者骨骼肌、四肢肌肉、双下肢肌肉、ALM/H2 及握力进行比较，实验组组内的差异均有统计学意义（$P < 0.05$），对照组组内的差异均无统计学意义（$P > 0.05$）。对干预前后两组组间患者 ALM/H2 进行比较，差异无统计学意义（$P > 0.05$）；而组间比较握力的差异有统计学意义（$P < 0.05$）。

（2）生存质量方面：站桩 3 个月后，实验组各维度得分均较前提高；对干预前后实验组组内患者全身症状评分、情感功能评分、肠道症状评分和社会功能评分比较，差异具有统计学意义（$P < 0.05$）。而对照组组内患者 IBDQ 评分、全身症状评分、情感功能评分、肠道症状评分和社会功能评分比较，差异无统计学意义（$P > 0.05$）。两组间患者 IBDQ 评分、全身症状评分、情感功能评分、肠道症状评分和社会功能评分比较，差异无统计学意义（$P > 0.05$）。

（3）疾病活动度方面：①对干预前后组内患者 CRP 比较：实验组组内的差异有统计学意义（$P < 0.05$），而对照组组内的差异无统计学意义（$P > 0.05$）；②对干预前后组内患者 CDAI 评分比较：实验组组内的差异有统计学意义（$P < 0.05$），而对照组组内的差异无统计学意义（$P > 0.05$）；③对干预前后两组组间患者 CDAI 评分进行比较，差异有统计学意义（$P < 0.05$），而组间比较 CRP、ESR 的差异无统计学意义（$P > 0.05$）；进一步对组间差值比较，CDAI 差值比较有统计学意义（$P < 0.05$）。

（4）远期疗效方面：组间差值比较显示，ALM/H2 差值差异无统计学意义（$P > 0.05$），而组间握力差值、IBDQ 差值、CDAI 差值及体脂差值差异有统计学意义（$P < 0.05$）。

结论：

（1）阳掌桩法可改善克罗恩病缓解期少肌症患者的骨骼肌、四肢肌肉的质量及握力，并且主要改善患者四肢肌肉中的双下肢肌肉。

（2）阳掌桩法干预后，克罗恩病缓解期患者的生存质量评分较站桩前提高。进一步分析发现，阳掌桩法能够改善克罗恩病缓解期患者的全身症状评分、情感功能评分、肠道症状评分和社会功能评分。

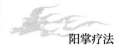

（3）阳掌桩法可以降低克罗恩病缓解期患者的 CRP 和 CDAI 评分，改善炎症反应和疾病活动度。

（4）阳掌桩法对克罗恩病缓解期患者的机体成分、生存质量、疾病活动度存在改善趋势。

注：该研究获得 2021 年广州中医药大学研究生优秀学位论文。

综上所述，通过对阳掌拍打疗法治疗肩周炎、神经根型颈椎病的临床疗效评价，以及阳掌桩功对克罗恩病缓解期患者机体成分及各项功能改善的影响进行研究，提示基于阳掌桩功为基础的阳掌拍打疗法，具有明确的临床疗效，并具有进一步开展机理研究的潜在价值。接下来有关阳掌疗法的研究和推广展望，将继续开展临床疗效评价，并从导引医学角度进一步深入探讨其作用机理。

参考文献

［1］带状疱疹后神经痛诊疗共识编写专家组．带状疱疹后神经痛诊疗中国专家共识［J］．中国疼痛医学杂志，2016，22（3）：161-167.

［2］王进忠，吕燃，吴大嵘，等．阳掌疗法治疗顽固性痹证心得［J］．中国中医药信息杂志，2017（2）：104-105.

［3］缪小菊，衣希，曾真，等．氟哌噻吨美利曲辛对带状疱疹后遗神经痛常规治疗的优化效果［J］．中华麻醉学杂志，2018，38（7）：847-849.

［4］韩国伟，郝重耀，薛聆，等．推拿作用原理的现代研究［J］．中医药研究，2001，17（2）:56-57.

［5］李宝，谢枫枫，陈凯霓，等．阳掌拍打法治疗气滞血瘀型肩周炎临床观察［J］．新中医，2018（12）：234-234.

［6］毛忠清，廖军，窦思东，等．南少林推拿疗法治疗青年期颈型颈椎病疗效分析［J］．福建中医药，2014（5）：25-27.

［7］赵毅．按摩科"隆庆之变"的历史教训及反思［J］．上海中医药大学学报，2007，21（5）：26-28.

［8］尹玉柱．论心痹病治疗［J］．今日健康，2015，14（11）：27.

［9］余元泰．经穴养生八段功［J］．甘肃中医，2008，21（10）：31-32.

［10］陈相云，朱满军，李瑶，等．经络健身法——天疗十拍操［J］．中国疗养医学，2011，20（4）：318-319.

［11］杨宏伟．全新自然疗法——自然冲击拍打疗法［J］．社区医学杂志，2010（10）：66-67.

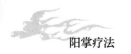
［12］舒适，顾燕华，徐中菊.中风穴位拍打操治疗中风恢复期患者的疗效观察［J］.中国中医药科技，2018，25（5）：690-691，693.

［13］陈燕娣，胡劲涛.循经拍打法结合肩关节松动术治疗冻结肩34例［J］.浙江中医杂志，2018，53（1）：47-48.

［14］刘杨.内家拳正确打开的方式［M］.北京：北京科学技术出版社，2019.

［15］刘天君，章文春.中医气功学［M］.北京：中国中医药出版社，2016.

［16］王进忠.中医拍打疗法的技术发展与临床应用现状［J］.天津中医药，2019，36（9）：934-936.

［17］许建阳.灸法之起源探析［J］.贵阳中医学院学报，1992，14（4）：43-44.

［18］张仁.灸法的历史与现状［J］.中西医结合学报，2004，2（6）：466-473.

［19］张立剑，李素云，徐青燕，等.历代针灸学发展特点及成就概述［J］.世界中医药，2010，5（3）：191-193.

［20］王克兢，王淑娟.灸法的起源及时代特征［J］.内蒙古中医药，2014，33（6）：80-81.

［21］张楠.中医灸法之源流发展与应用［J］.世界中西医结合杂志，2017，12（9）：1221-1224.

［22］张凰，王进忠，谭燮尧，等.阳掌拍打法治疗神经根型颈椎病的临床观察［J］.世界最新医学信息文摘（电子版），2021（26）：245-246.

［23］李秋慧.阳掌桩法改善克罗恩病缓解期患者机体成分的临床研究［D］.广州：广州中医药大学，2021.

后 记

阳掌疗法是医学气功道、法、术之术的外用形式，包含拍打、针刺、艾灸和按摩四种治疗方式。针对特殊疾病，可以配合药物治疗。这四种疗法都需要经过练功训练，增加对气的理解和感悟。阳掌功法可强身健体，亦可用于疾病治疗，有利而无害。但需要强调的是，将"气"用于治病时，要把握"度"。一者对患者的治疗要适度，不可过度治疗；二者医者虽要勤练功，弥补功力消耗，把握禁忌证，但不可在过度劳累时实施治疗，以免造成自身过度透支，必要时可以借助药物调整自我状态。

本书几易其稿，其间得到诸多专家学者的指导，希望能为读者从不同角度认识中医和医学导引提供一些帮助。

附：彩图

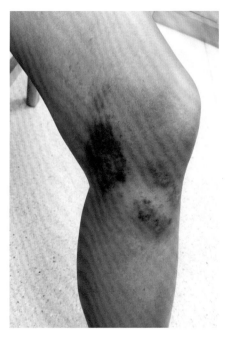

彩图 4-1　拍打后局部皮肤粗糙、毛孔粗大、形成瘀肿、肤温升高等，可视为治疗足量（部位 左侧膝关节内侧）

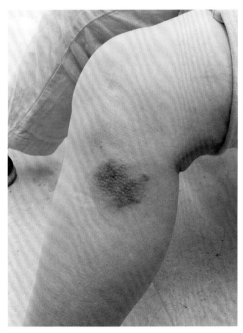

彩图 4-2　阳掌拍打之瘀邪：瘀邪多表现为色黑，且凸出皮面（部位：左侧膝关节外侧下部）

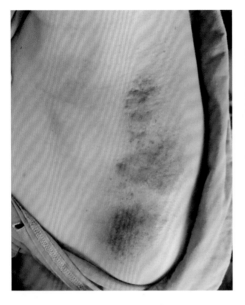

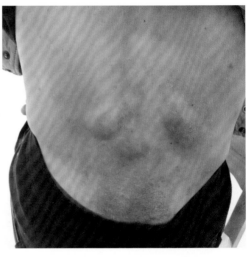

彩图 4-3　阳掌拍打之火邪：色偏鲜红色的夹带黑色瘀肿，局部有热（部位：左肩）

彩图 4-4　阳掌拍打之风邪：皮色浅红或不变，皮面凸起的肿块（部位：腰部）

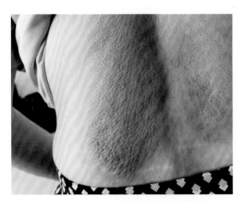

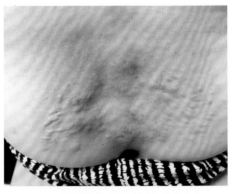

彩图 4-5　阳掌拍打之湿邪：局部皮肤毛孔增大增粗呈硬皮样，皮色变深（部位：背部）

彩图 4-6　阳掌拍打之寒邪：皮肤微白，或呈青紫色，凸起肿块（部位：腰骶部）

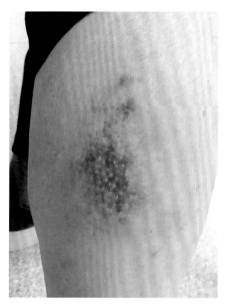

彩图 4-7 青紫色的瘀肿，寒夹瘀（部位：右侧小腿）

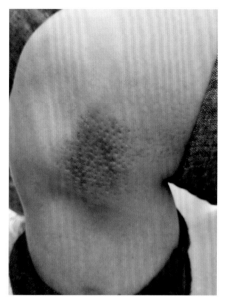

彩图 4-8 毛孔粗大，颜色青紫暗，寒湿瘀并重（部位：左膝关节外侧）

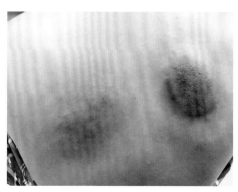

彩图 4-9 同一患者背部经过拍打，左风邪，右湿瘀（部位：背部）

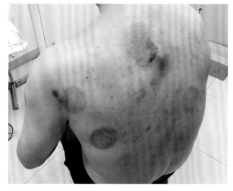

彩图 4-10 2018 年 3 月 27 日阳掌拍打情况（部位：左肩胛内侧及左肩贞穴）

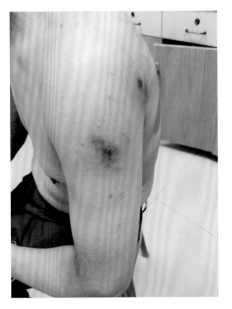

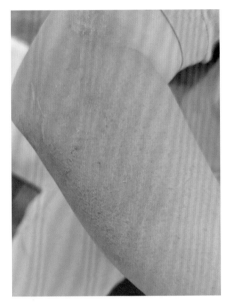

彩图 4-11　2018 年 3 月 27 日阳掌拍打情况（部位：左侧臂臑、曲池穴）

彩图 4-12　阳掌拍打治疗右侧曲池周边，可见少许瘀点（部位：右曲池）

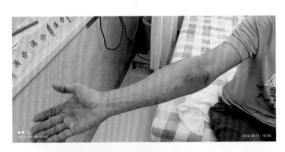

图 4-13　阳掌拍打右侧曲泽穴、曲池穴周边，局部浮出红色瘀点，皮肤周围泛红（部位：右侧曲泽、曲池周边）

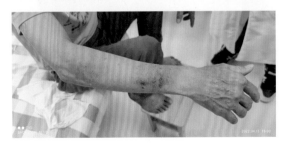

彩图 4-14　阳掌拍打右侧肘部，呈黑色肿胀，以瘀邪为主（部位：右侧肘窝）

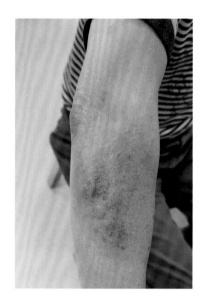

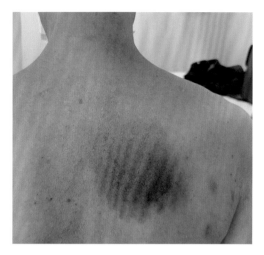

彩图 4-15　复诊阳掌拍打右侧手三里附近，局部以瘀为主（部位：右侧手三里附近）

彩图 4-16　复诊阳掌拍打右侧背部，局部以瘀邪、火邪为主（部位：右侧背部肩胛）

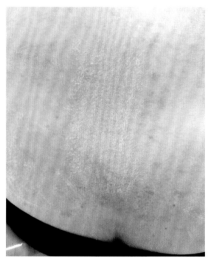

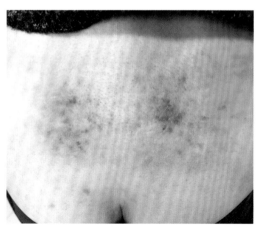

彩图 4-17　2017 年 10 月 26 日，阳掌拍打腰骶部位，局部以瘀邪为主（部位：腰骶部）

彩图 4-18　2023 年 2 月 12 日，阳掌拍打治疗腰骶部，局部以瘀邪为主（部位：腰骶部）

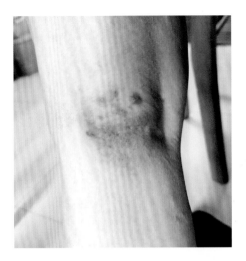

彩图 4-19　2023 年 2 月 19 日，阳掌拍打治疗左侧委中穴，局部以瘀邪为主（部位：左侧委中穴）

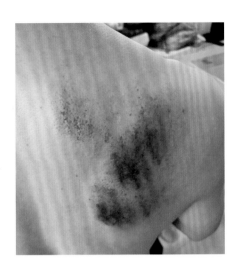

彩图 4-20　2021 年 7 月 7 日首诊阳掌拍打右侧肩胛部，局部以湿瘀为主（部位：右侧肩胛部）

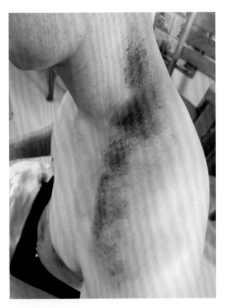

彩图 4-21　2021 年 7 月 7 日首诊阳掌拍打左侧肩颈部，局部以湿瘀为主（部位：左侧肩颈部）

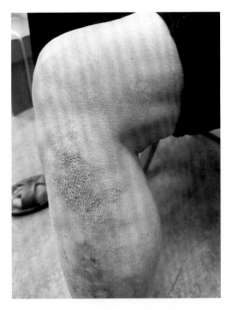

彩图 4-22　2021 年 11 月 18 日左膝关节外侧处用阳掌拍打治疗，以瘀邪为主（部位：左膝关节外侧，阳陵泉周围）

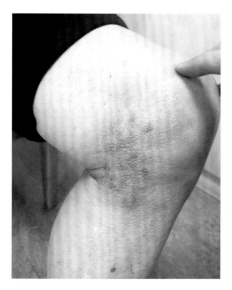

彩图 4-23　2021 年 11 月 18 日左膝关节内侧处治疗后，局部以瘀邪为主（部位：左膝关节内侧）

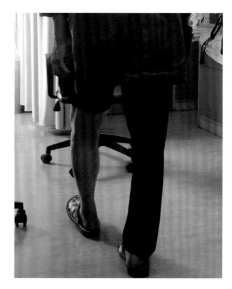

彩图 4-24　2021 年 11 月 18 日首诊治疗后，已经能短距离步行

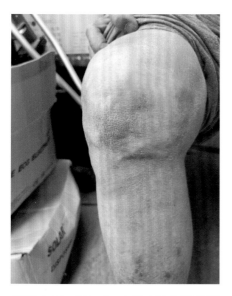

彩图 4-25　2021 年 12 月 6 日右膝关节用阳掌拍打治疗后，局部以瘀邪为主（部位：右膝）

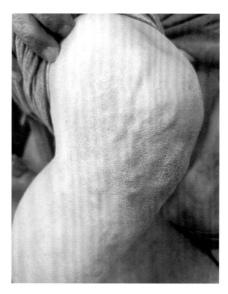

彩图 4-26　2022 年 1 月 4 日右膝关节外侧用阳掌拍打治疗后，局部以瘀邪为主（部位：右膝外侧）

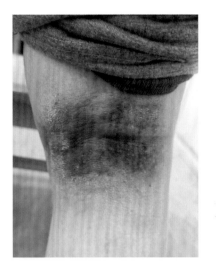

彩图 4-27 2022 年 1 月 4 日左侧委中穴用阳掌拍打治疗后，局部以瘀邪为主（部位：左侧委中）

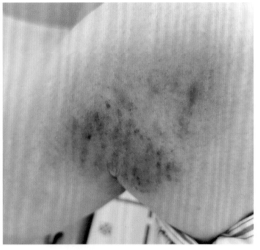

彩图 4-28 2021 年 3 月 13 日在右侧膝关节内侧阴陵泉部位拍打，局部以风邪、湿邪、瘀邪为主（部位：右侧阴陵泉）

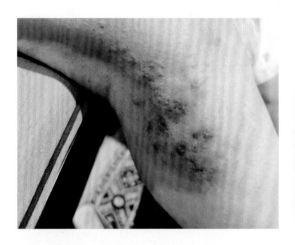

彩图 4-29 2021 年 3 月 23 日在右膝关节外侧拍打，局部以湿邪、瘀邪为主（部位：右膝关节外侧）

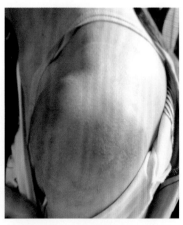

彩图 4-30 2021 年 11 月 7 日在左肩用阳掌拍打，局部以湿邪、瘀邪为主（部位：左肩关节附近）

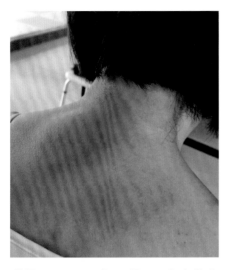

彩图 4-31　2021 年 11 月 7 日在大椎穴用阳掌拍打，局部以风邪、瘀邪为主（部位：颈部大椎穴）

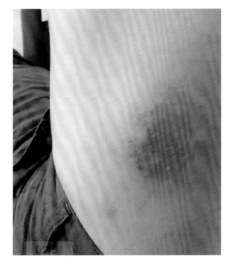

彩图 4-32　在左侧第 3 腰椎横突阳性反应处用阳掌拍打，局部以湿邪、瘀邪为主（部位：左侧第 3 腰椎横突疼痛点）

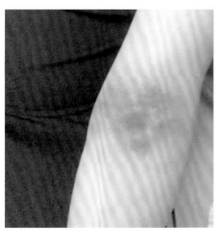

彩图 4-33　在左侧尺泽穴周围用阳掌拍打，局部以瘀邪为主（部位：左尺泽）

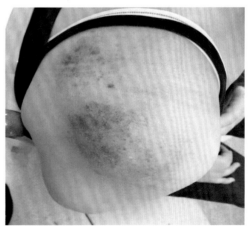

彩图 4-34　在左侧肩井及周围部位用阳掌拍打，局部以湿邪、瘀邪为主（部位：左侧肩井及周围）

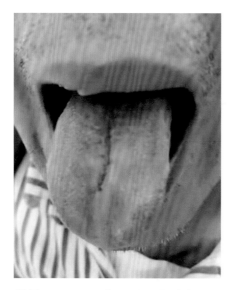

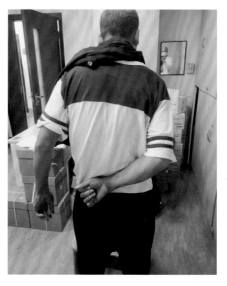

彩图 4-35　2021 年 1 月 22 日舌象，舌暗红，苔灰黑

彩图 4-36　2021 年 11 月 8 日用阳掌拍打疗法治疗前，右肩疼痛，抬举受限

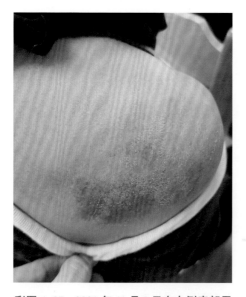

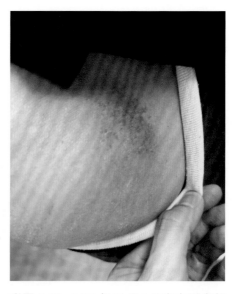

彩图 4-37　2021 年 11 月 8 日在右侧肩部用阳掌拍打后，局部瘀肿，以瘀邪为主（部位：右肩关节附近）

彩图 4-38　2021 年 11 月 8 日在右侧肩部用阳掌拍打后，局部色红、黑，以火邪、瘀邪为主（部位：右肩关节附近）

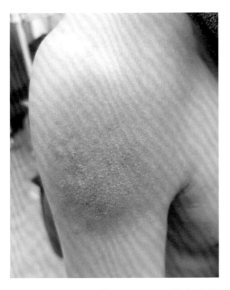

彩图 4-39　2021 年 11 月 23 日在右肩外侧用阳掌拍打治疗后，局部瘀肿，以瘀邪为主（部位：右肩外侧）

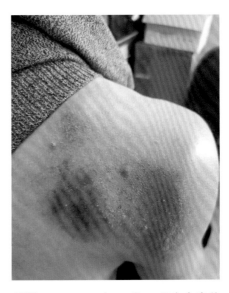

彩图 4-40　2021 年 11 月 23 日在右肩关节附近用阳掌拍打治疗后，局部以湿邪、瘀邪为主（部位：右肩关节后侧）

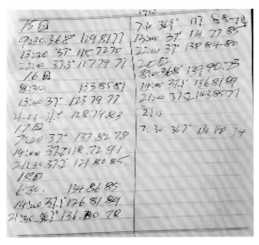

彩图 4-41　患者体温记录情况，体温下降至正常范围

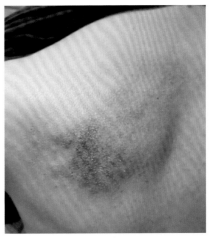

彩图 4-42　2021 年 12 月 23 日在左侧肩胛部位用阳掌拍打治疗，局部以湿邪、瘀邪为主（部位：左侧肩胛部位）

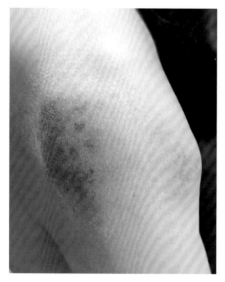

彩图 4-43　2021 年 12 月 23 日在右侧三角肌及肩背用阳掌拍打治疗，局部以湿、瘀邪为主（部位：右三角肌、肩部）

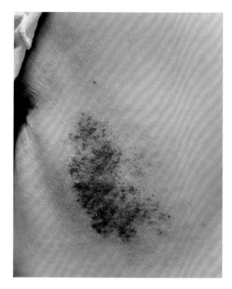

彩图 4-44　带状疱疹后遗疼痛部位用阳掌拍打后红肿，以热邪、瘀邪为主（部位：局部疼痛部位）

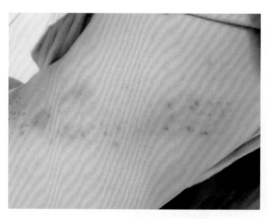

彩图 4-45　左腹部及胁肋部带状疱疹后遗部位皮肤色素沉着

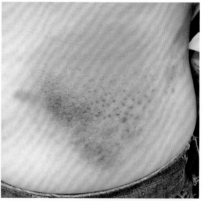

彩图 4-46　在左腹部带状疱疹后遗部位用阳掌拍打，以瘀邪、湿邪为主（部位：左腹部）

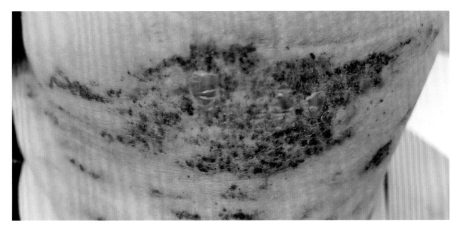

彩图 4-47　腹部、背部疱疹、结痂及色素沉着并存

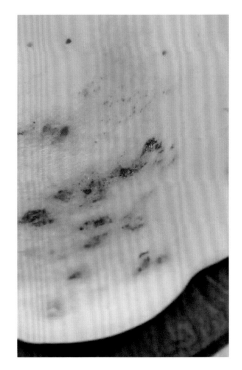

彩图 4-48　患者治疗前部分结痂部位彩图

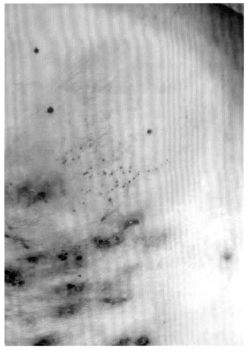

4-49　首次治疗拍打结痂部位旁边，
局部以瘀邪为主（部位：背部）

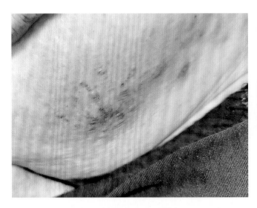

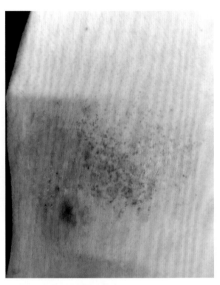

彩图 4-50　第 2 次治疗拍打腹部病灶色素沉着出，以瘀邪为主（部位：腹部）

彩图 4-51　拍打部位病邪以热邪、瘀邪为主（部位：腹部）

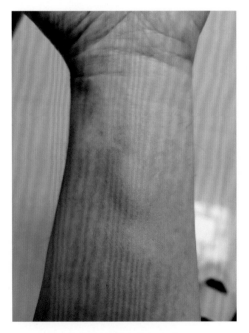

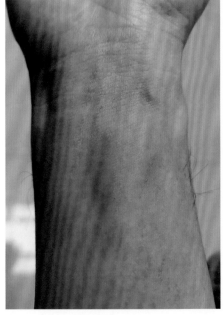

彩图 4-52　左手内关用阳掌拍打，以瘀邪为主（部位：左侧内关）

彩图 4-53　右手内关用阳掌拍打，以瘀邪为主（部位：右侧内关）

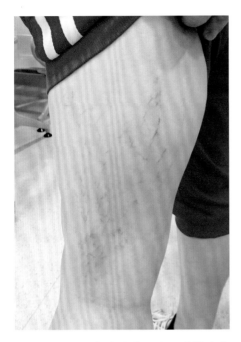

彩图 4-54　患者治疗前，左下肢静脉曲张（部位：左下肢）

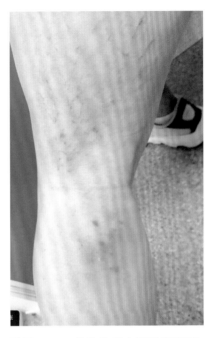

彩图 4-55　首次治疗左下肢腘窝下，局部以湿邪、瘀邪为主（部位：左侧腘窝下）

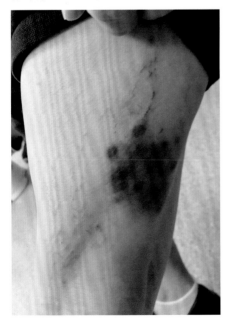

彩图 4-56　阳掌拍打左下肢大腿内侧，局部湿邪、瘀邪为主（部位：左大腿内侧）

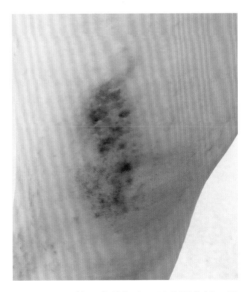

彩图 4-57　第 4 次拍打左下肢大腿背侧，局部湿邪、瘀邪为主（部位：左大腿背侧）

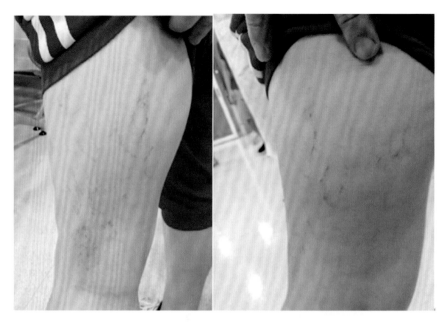

彩图 4-58　2 次治疗前后左下肢静脉曲张对比

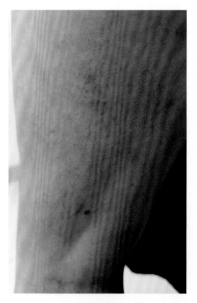

彩图 4-59　拍打治疗后静脉曲张基本消失

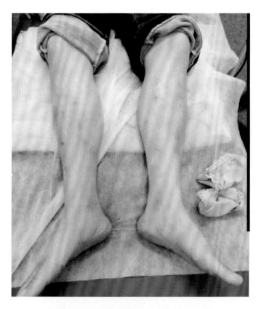

彩图 6-1　2022 年 5 月 15 日首诊双下肢丘疹、抓痕、皮损（部位：双下肢）

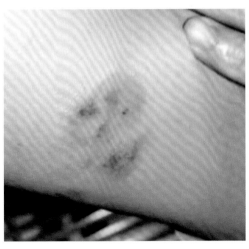

彩图 6-2　2022 年 5 月 15 日首诊下肢皮损区因搔抓而色暗增厚（部位：下肢）

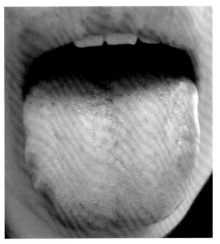

彩图 6-3　2022 年 5 月 15 日首诊舌象：舌淡胖，色暗，苔白腻

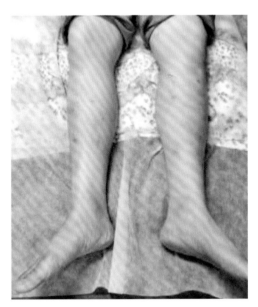

彩图 6-4　2022 年 5 月 18 日二诊下肢丘疹颜色较前变暗并缩小，未见水疱及渗液（部位：下肢）

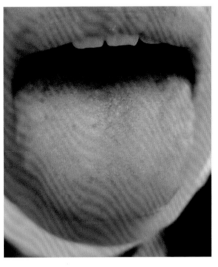

彩图 6-5　2022 年 5 月 18 日二诊舌象：舌淡胖，色暗减轻，苔白腻

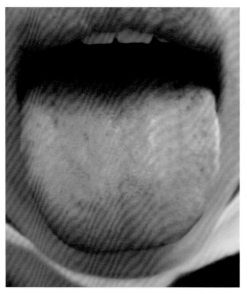

彩图 6-6　2022 年 5 月 22 日三诊舌象：舌淡胖，色红，苔略白腻

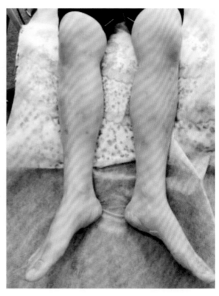

彩图 6-7　2022 年 6 月 9 日六诊双下肢丘疹皮肤变淡，未见皮损或渗液（部位：双下肢）

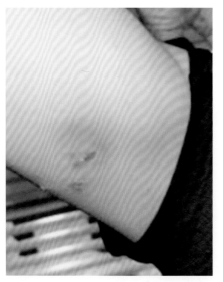

彩图 6-8　2022 年 6 月 9 日六诊右上臂内侧腋窝附近皮损颜色变淡（部位：右上臂内侧腋窝附近）

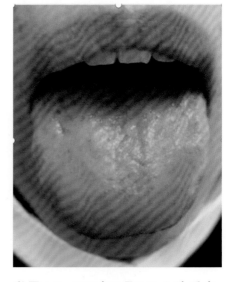

彩图 6-9　2022 年 6 月 9 日六诊舌象：舌淡暗略胖，苔薄腻

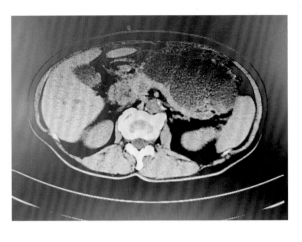

①

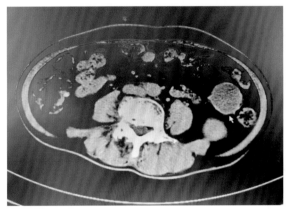

②

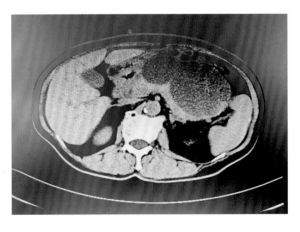

③

彩图 7-1 治疗前门诊腹部 CT 检查（胰体尾巨大囊性低密度影，边界清，最大切面为
12.6cm×7.7cm，病灶向下延伸入盆腔，内可见分隔线影）

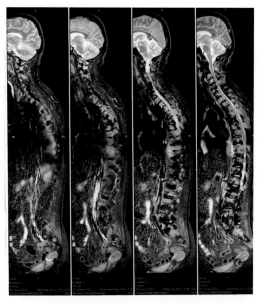

彩图 9-1　2020 年 6 月 5 日 PET-CT 检查（椎管多处狭窄）

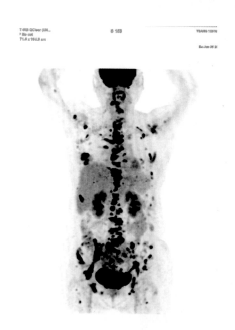

图 9-2　2020 年 6 月 5 日 PET-CT 检查（高度怀疑乳腺恶性肿瘤伴腋窝、颈部淋巴结转移）

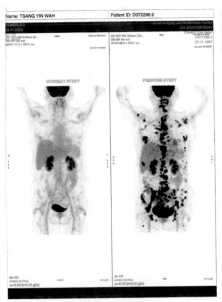

图 9-3　2020 年 11 月 19 日复查 PET-CT（右侧乳房肿块大小缩小和代谢活动降低，右乳上外象限的结节也显示尺寸减小，但 FDG 值没有明显增加。之前见到的右侧腋淋巴结减小，代谢活动减少）